医学美容技术专业双元育人教材系列

美容消毒与卫生管理

主　编　林　蕾　蔡成功　张　新
副主编　洪　涛　张惠英　华　欣
编　委（按姓氏拼音排序）

蔡成功（沧州医学高等专科学校）

段其菊（保山中医药高等专科学校）

段誉娇（红河卫生职业学院）

龚　磊（惠州雅姬乐化妆品有限公司）

洪　涛（宁波美苑美容科技有限公司）

华　欣（云南特殊教育职业学院）

林　蕾（宁波卫生职业技术学院）

林玉红（广东江门中医药职业学院）

黄晓惠（深圳市梦圆皇宫投资管理有限公司）

吕艳羽（山东药品食品职业学院）

马立娟（广东江门中医药职业学院）

彭亚广（宁波皮肤病医院）

饶丹妮（深圳市梦圆皇宫投资管理有限公司）

陶　涛（宁波卫生职业技术学院）

许莹莹（山东药品食品职业学院）

于君桐（宁波卫生职业技术学院）

张惠英（惠州市俪可医疗美容有限责任公司）

张　彤（沧州医学高等专科学校）

张　新（宁波卫生职业技术学院）

赵海燕（昆明卫生职业学院）

复旦大学出版社

内容提要

美容消毒与卫生管理不仅是保障顾客和员工健康的重要措施，也是提升美容服务质量、树立良好的职业形象和遵守法律法规的必要手段。本书坚持以立德树人为根本任务，基于美容师岗位的典型工作任务和能力要求编写，目的在于提升美容相关专业学生及从业人员卫生管理法律法规的认知水平，培养良好的卫生习惯，掌握从事美容相关工作所需的卫生消毒知识和技能；使其具备必要的卫生安全意识和专业素养，能够理解并严格执行卫生管理相关法规及卫生标准，以确保在进行个人卫生、环境卫生和设备消毒等操作时的合规性。本书分为3个单元10个学习活动8个任务，内容包括微生物知识、消毒与卫生管理基础知识及实践等。本书可作为职业院校医学美容技术、美容美体艺术相关专业及专业群学生教材，也可作为美容机构员工培训用书。

本书是医学美容技术专业双元育人教材系列之一，配有相关的课件、视频等教学资源，欢迎教师完整填写学校信息来函免费获取：xdxtzfudan@163.com。

序

党的二十大要求统筹职业教育、高等教育、继续教育协同创新，推进职普融通、产教融合、科教融汇，优化职业教育类型定位。新修订的《中华人民共和国职业教育法》(简称"新职教法")于2022年5月1日起施行，首次以法律形式确定了职业教育是与普通教育具有同等重要地位的教育类型。从"层次"到"类型"的重大突破，为职业教育的发展指明了道路和方向，标志着职业教育进入新的发展阶段。

近年来，我国职业教育一直致力于完善职业教育和培训体系，深化产教融合、校企合作，党中央、国务院先后出台了《国家职业教育改革实施方案》(简称"职教20条")、《中国教育现代化2035》《关于加快推进教育现代化实施方案(2018—2022年)》等引领职业教育发展的纲领性文件，持续推进基于产教深度融合、校企合作人才培养模式下的教师、教材、教法"三教"改革，这是贯彻落实党和政府职业教育方针的重要举措，是进一步推动职业教育发展、全面提升人才培养质量的基础。

随着智能制造技术的快速发展，大数据、云计算、物联网的应用越来越广泛，原来的知识体系需要变革。如何实现职业教育教材内容和形式的创新，以适应职业教育转型升级的需要，是一个值得研究的重要问题。"职教20条"提出校企双元开发国家规划教材，倡导使用新型活页式、工作手册式教材并配套开发信息化资源。"新职教法"第三十一条规定："国家鼓励行业组织、企业等参与职业教育专业教材开发，将新技术、新工艺、新理念纳入职业学校教材，并可以通过活页式教材等多种方式进行动态更新。"

校企合作编写教材，坚持立德树人为根本任务，以校企双元育人，基于工作的学习为基本思路，培养德技双馨、知行合一，具有工匠精神的技术技能人才为目标。将课程思政的教育理念与岗位职业道德规范要求相结合,专业工作岗位(群)的岗位标准与国家职业标准相结合,发挥校企"双元"合作优势,将真实工作任务的关键技能点及工匠精神,以"工程经验""易错点"等形式在教材中再现。

校企合作开发的教材与传统教材相比,具有以下三个特征。

1. 对接标准。基于课程标准合作编写和开发符合生产实际和行业最新趋势的教材,而这些课程标准有机对接了岗位标准。岗位标准是基于专业岗位群的职业能力分析,从专业能力和职业素养两个维度,分析岗位能力应具备的知识、素质、技能、态度及方法,形成的职业能力点,从而构成专业的岗位标准。再将工作领域的岗位标准与教育标准融合,转化为教材编写使用的课程标准,教材内容结构突破了传统教材的篇章结构,突出了学生能力培养。

2. 任务驱动。教材以专业(群)主要岗位的工作过程为主线,以典型工作任务驱动知识和技能的学习,让学生在"做中学",在"会做"的同时,用心领悟"为什么做",应具备"哪些职业素养",教材结构和内容符合技术技能人才培养的基本要求,也体现了基于工作的学习。

3. 多元受众。不断改革创新,促进岗位成才。教材由企业有丰富实践经验的技术专家和职业院校具备双师素质、教学经验丰富的一线专业教师共同编写。教材内容体现理论知识与实际应用相结合,衔接各专业"1+X"证书内容,引入职业资格技能等级考核标准、岗位评价标准及综合职业能力评价标准,形成立体多元的教学评价标准。既能满足学历教育需求,也能满足职业培训需求。教材可供职业院校教师教学、行业企业员工培训、岗位技能认证培训等多元使用。

校企双元育人系列教材的开发对于当前职业教育"三教"改革具有重要意义。它不仅是校企双元育人人才培养模式改革成果的重要形式之一,更是对职业教育现实需求的重要回应。作为校企双元育人探索所形成的这些教材,其开发路径与方法能为相关专业提供借鉴,起到抛砖引玉的作用。

博士,教授

前言

　　党的二十大报告指出,教育、科技、人才是全面建设社会主义现代化国家的基础性、战略性支撑。职业教育是国民教育体系和人力资源开发的重要组成部分,是培养多样化人才、传承技术技能、促进就业创业的重要途径。在中国特色学徒制教学指导委员会指导下,全国50多所相关职业院校或企业参与,共同开发了医学美容技术专业双元育人教材系列。《美容消毒与卫生管理》是本系列教材之一。本教材的双师型编写团队主要由长期工作在职业教育教学一线的骨干教师、有影响力的美容企业一线的业务精英组成。

　　本教材旨在落实"立德树人根本任务",秉持"思政引领、德技并修、学生中心、能力本位、工学一体"的教学理念,充分挖掘课程所蕴含的思政教育元素,在学习传染病预防、消毒方法操作的技术环节中,坚持安全意识、科学素养、精益求精等职业素养有机融合。实现"教材承载思政"与"思政寓于课程"的有机统一,树立学习者"服务美业""建设美业"的职业精神。

　　本教材在内容设计和组织上,打破了传统教材的编写模式,建立了以学习者为中心、岗位需求为导向的编写思路,符合学生的认知与成才规律。依据美容行业实际岗位的典型工作任务和能力要求,结合相关行业标准,及时纳入新技术、新工艺、新规范,并主动适应"数字化+职业教育"发展需求,运用现代信息技术改进教学方式方法,教材中引入大量实际岗位工作场景及操作视频,扫描二维码即可获取,可以让学生随时可以预习、复习,提高学生学习的能动性,使得教学更加具有针对性和直观性。

　　本教材依据实际岗位工作内容,按照由浅入深、循序渐进的原则,构建了3个单元包括10个学习活动和8个任务,并且有明确的学习目标(包括知识目标、技能目标和素质目标)。为巩固和检验学习效果,每个学习活动后都设计了"活动设计与实施",以帮助学生拓宽思路和视野,灵活多样的学习方式增加了学习的趣味性。

本教材坚持以通俗易懂、简洁实用为宗旨,在情景化的模式下,将理论知识和法律法规、行业标准规范有机融合。旨在提升美容相关专业学生及从业人员卫生管理的认知水平,培养良好的卫生习惯,掌握从事美容相关工作所需的消毒与卫生知识和技能;使其具备必要的卫生安全意识和专业素养,能够树立正确的价值观,以确保在进行个人卫生、环境卫生和设备用品消毒等操作时的合规性。本教材适用于医学美容技术相关专业及专业群教学,以及各类美容职业教育培训。

本教材在编写过程中得到中国特色学徒制教学指导委员会的指导,复旦大学出版社给予大力支持,宁波市美苑美容科技有限公司、深圳市梦圆皇官投资管理顾问有限公司、惠州雅姬乐化妆品有限公司、惠州市俪可医疗美容有限公司等单位积极组织人员参与编写工作,对于他们的无私奉献,在此深表感谢!

由于时间紧,作者水平有限,尽管各环节严谨把关,但也难免有疏漏之处,恳请广大读者批评指正,以便及时修正改进。

本教材图片、视频不涉及版权及肖像权问题,所应用的仪器及护理产品与企业不存在利益关系。

编者

2023 年 9 月

目录

单元一　走进微生物世界

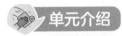
单元介绍

　　在我们的日常生活中，微生物在自然界广泛存在，无论我们愿意与否，都不可避免地与微生物紧密接触。然而，微生物可以对人类和环境带来积极影响，也可能潜在地带来危害。正确认识微生物，有助于我们更好地应对和预防潜在的健康风险。

　　本单元从客观的视角分析微生物在自然界广泛存在的益处和风险。深入了解微生物与自然、微生物与人类健康之间的密切关系，以及病原微生物、常见传染病和传染病预防等方面的知识，旨在培养更具专业性、责任心和安全意识的美容从业者，能够为顾客提供更安全、更健康的美容服务。

学习导航

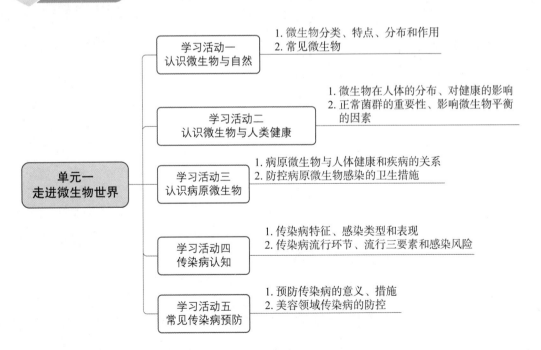

学习活动一　认识微生物与自然

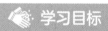 **学习目标**

1. 认识微生物在自然界的广泛存在以及它们在各个生态系统中扮演的多样角色和关键功能。

2. 掌握不同种类微生物对环境产生的影响,探究微生物在美容领域的实际应用以及微生物与皮肤健康之间的关系。

3. 能够准确识别和解释不同微生物在维护生态平衡方面的重要作用,为环境保护提供有力的科学支持。

4. 具备认知微生物与自然界关系及解决实际问题的能力。

5. 培养对自然界微生物多样性的崇敬之情和生态环保的意识,提升对环境变化的敏感度,具有积极应对环境不断变化的能力。

问题导入

微生物在自然界中广泛分布,种类繁多,无处不在。它们存在于日常生活和生产中的各个方面,包括食品、药品、化妆品、生活饮用水、污水、环境、空气以及生物体内外等。然而,常见的微生物包括细菌、真菌和病毒,通常在人们的认知中更偏向于对人类健康带来的危害。实际上,自然界中大多数的微生物对人体、动植物的生存都具有益处,有些甚至是必不可少的。只有极少数微生物对人体有害。因此,正确理解微生物与人类的关系以及它们对健康的影响是我们学习的首要任务。辩证分析微生物存在的意义不仅是预防传染病必备的基础知识,也是控制传染病传播的关键。

知识储备

一、微生物的定义、分类及特点

(一) 微生物的定义

微生物是指那些肉眼无法直接观察到的微小生物的统称。为了观察它们的形态,通常需要使用光学显微镜或电子显微镜,将它们放大数百倍、数千倍,甚至数万倍才能辨认。微生物的种类达数十万种。

1. 微生物的分类

(1) 按微生物的大小、结构、组成分类,可分为原核细胞型微生物、真核细胞型微生物和非细胞型微生物。

1) 原核细胞型微生物:这类微生物具有原始的细胞核,缺乏核膜和核仁,其染色体只是一个单独的裸露的 DNA 分子,不经历有丝分裂,细胞器不完整。这一类微生物包括细菌(如球菌和杆菌)、放线菌、螺旋体、支原体、衣原体、立克次体等。

2) 真核细胞型微生物:这类微生物的细胞核分化程度较高,具有典型的核结构(包括核膜、核仁、多个染色体,由 DNA 和组蛋白构成),它们通过有丝分裂进行繁殖,并在胞浆中拥有多种完整的细胞器。属于这类微生物的有真菌(如念珠菌)和原虫。

3) 非细胞型微生物:这类微生物结构最简单,体积最微小,可以通过细菌滤器。它们没有细胞结构,由单一的核酸(DNA 或 RNA)和蛋白质外壳构成,缺乏产生能量的酶系统。这类微生物必须寄生在活体易感细胞内进行生长和繁殖。这类微生物有病毒、亚病毒和朊粒。

(2) 按微生物致病性分类,可分为病原性微生物和非病原性微生物。

1) 病原性微生物:这类微生物是指可以侵犯人体,引起感染甚至传染病的微生物,或称病原体。在病原体中,细菌和病毒的危害性最大,也包括其他一些寄生虫、真菌、螺旋体等。

2) 非病原性微生物:这类微生物指不会侵犯人体,也不会引发感染或疾病。典型的非病原性微生物是肠道益生菌。

2. 微生物的特点　形体微小;结构简单;种类繁多、数量大、分布广;繁殖迅速、代谢旺盛、营养源多;容易变异;起源早。

(1) 个体小,结构简单。微生物的个体极其微小,难以用肉眼观察,需要借助显微镜才能看清。它们的大小通常以微米和纳米为计量单位。

(2) 繁殖快。微生物以惊人的速度生长繁殖,在实验室培养条件下,细菌可以在几十分钟到几小时内繁殖一代。

(3) 代谢类型多,活性强。微生物以不断进行新陈代谢来持续增殖和生存,其代谢类型极其多样,且表现出强大的代谢活力。

(4) 分布广泛。微生物存在于几乎所有高等生物生存的环境中,甚至在动植物难以生存的极端环境中,也能找到微生物的踪迹,如水、空气、土壤等,土壤中的数量最多。

（5）种类多、数量大。微生物的种类极为丰富，而且在大部分环境中都以巨大的数量存在。举例来说，每克土壤中的微生物数量可能高达几千万到几亿个。

（6）易变异，适应能力强。相对于高等生物，微生物更容易发生遗传变异。微生物种内的遗传多样性非常丰富，使其在适应各种环境和条件方面表现出强大的能力。

二、微生物的分布

微生物在自然界中分布广泛，不同的环境中都可以找到它们。其中，土壤是微生物生活和活动的重要场所之一，具有丰富的微生物群落。土壤中的微生物对生态系统的健康和稳定起着关键作用。

1. 土壤中的微生物　土壤中的微生物种类繁多且数量庞大，它们在土壤生态系统中扮演着至关重要的角色，涉及有机质分解、养分循环、固氮等关键过程。它们主要包括细菌、真菌、放线菌、原生动物和线虫等。其中，细菌是土壤微生物中数量最为庞大的一类，其功能包括分解有机物、提供养分、调节土壤微生物群落结构以及抑制病原微生物的生长。这些微生物之间相互协作，共同维持着土壤生态系统的平衡和功能的稳定性。它们的存在和活动对植物生长、养分循环、土壤结构以及整个生态系统的稳定性都具有重要影响。

2. 水体中的微生物　水体（河流、湖泊、海洋、地下水等不同水源）是仅次于土壤的第二大微生物分布和定居场所。然而，由于水体容易受到病原微生物的污染，同时水与人类的关系密切，因此水体成为多种疾病的传播媒介。在卫生消毒方面，对水的处理已引起高度关注。

（1）水体中的细菌。细菌在水体中广泛分布，其主要来源包括土壤、空气、尘埃、人畜的排泄物以及动物尸体。判断水体的污染程度的可靠方法是直接检测水中的病原微生物。目前，普遍采用水中细菌总数和大肠杆菌群数作为评估水污染程度的指标。

（2）水体中的病毒。水体中的致病性病毒主要来自周围环境中动物粪便的污染，以肠道病毒为主，如甲型肝炎病毒、胃肠炎病毒等。这些病毒在自来水中的存活期为 2～168 天，在海水中的存活期为 2～130 天。

3. 空气中的微生物　空气中的微生物主要来源于带有微生物菌体及孢子的灰尘。

（1）空气中微生物的分布及来源。由于空气中缺乏营养和适宜的温度，且往往受到阳光照射后干燥，细菌在空气中繁殖受到抑制。只有那些具有较强抵抗力的细菌、真菌或芽孢才能在空气中存活较长时间。室内空气中的微生物数量通常比室外更多。在人口密集的公共场所，如美容机构、酒店等地方容易受到携带微生物的个体（如飞沫、皮屑、汗液）的污染。例如，在穿衣、铺床时，微生物会从织物表面飞散到空气中；清扫和人员活动也会使尘土中的微生物进入空气中。

（2）空气中的病原微生物。室内空气中常见的病原菌包括脑膜炎奈瑟菌、结核杆菌等。在卫生检查中，有时会用甲型溶血性链球菌作为指标，以反映空气中受微生物污染的程度。病原微生物通常在空气中很容易死亡，但结核菌、葡萄球菌、链球菌、流感病毒等一些微生物可以在空气中存活一段时间。

（3）空气污染与微生物数量。接近地面的空气通常受到更重的污染，随着高度的增加，空气中的微生物数量逐渐减少。在人口密集的公共场所，空气中的微生物数量较多。在人口稠密、污染严重的城市，空气中还可能有较多的病原菌。尘埃多的地方，如宿舍、公共场所、医院、城市街道的空气中，微生物数量较多。高山、海洋、森林、积雪的山脉和高纬度地带的空气中，微生物较少。

不同季节和气候条件会影响空气中微生物的数量，通常夏季的数量比冬季多，雨雪之后微生物的数量会大量减少。空气对微生物的污染有较强的自净作用，微生物进入空气之后，在各种因素的作用下，其数量逐渐减少，直至完全消失。

目前，还没有统一的关于空气微生物卫生学指标，但通常以室内每立方米空气中的细菌总数在 50～1 000 个以上作为空气污染的参考标准。

三、微生物的作用

微生物在自然界和人类生活中具有重要作用，涵盖了食品生产、环境修复、医药研发以及生态平衡维持等多个领域。它们在维持生态系统平衡方面不可或缺，对于人类的健康、食物生产、环境保护等方面产生着深远的影响。

（一）微生物的有益作用

（1）食品发酵。微生物在食品制作中具有重要作用。例如，酵母菌发酵可以制造面包和啤酒。乳酸菌在酸奶、奶酪等乳制品的制作中起到关键作用。酱油、豆瓣酱等的制作也离不开微生物。

（2）氮固定。一些细菌和蓝藻能够将大气中的氮气转化为植物可以吸收的氮源，促进植物生长。例如，根瘤菌与豆科植物的共生，使植物能够获取更多的氮源。

（3）环境修复。微生物能够降解有机污染物和毒性化合物，帮助净化土壤和水体。例如，石油污染地区的微生物能够分解石油，促进环境的修复。

（4）抗生素生产。许多抗生素是由微生物产生的，如青霉素就是由青霉菌产生的，这些药物在医学中用于治疗细菌感染。

（5）植物健康。一些微生物能够与植物共生，提供养分并保护植物免受病害侵害。例如，根际微生物可以增强植物的免疫力，促进植物的生长。

（6）有机物分解。微生物在土壤中分解有机物质，将有机物转化为养分，维持土壤的肥沃度。这种分解作用有助于循环养分，维持生态平衡。

（7）废物处理。微生物能够降解有机废弃物，如厨余垃圾和农业残留物，减少环境污染，并转化为有机肥料。

（8）生态平衡。微生物在食物链中扮演不同角色，调节生态系统中的生物关系。例如，微生物可以分解死去的植物和动物，保持生态平衡。

（二）微生物的有害作用

微生物中也有一部分能引起人及动、植物发生病害，这些具有致病性的微生物，称为病原微生物。如人类的许多传染病(感冒、伤寒、痢疾、结核、脊髓灰质炎、病毒性肝炎等),均是由病原微生物引起的。

(1)引发疾病。一些微生物可以引发疾病,称为病原微生物。它们可以侵害人类、动植物,造成严重的健康问题。例如,细菌、病毒和真菌可以引发各种传染病,如流感、肺炎、霉菌感染等。这些疾病可以在人与人之间通过空气飞沫、接触和食物传播,严重影响健康。

(2)食品腐败和食源性疾病。一些微生物可以引起食物腐败,使食品变质,产生异味和有毒物质。这对食品业和公共健康都构成潜在风险。细菌如沙门菌和大肠杆菌可能污染食物,引发食源性疾病,导致腹泻、呕吐等健康问题。

(3)农作物病害。一些微生物可以感染农作物,导致植物疾病。例如,霉菌引发马铃薯晚疫病、细菌引发水稻白叶枯病等,这些病害导致农作物减产和损失。

(4)生物腐蚀。微生物在工业设施、建筑物中引发生物腐蚀,损害建筑结构。例如,硫酸生成菌可以在管道内引发腐蚀,导致管道泄漏和设施损坏。

(5)抗生素耐药性。滥用抗生素导致微生物产生耐药性,使得一些常见的感染性疾病难以治疗。耐药性微生物导致的感染难以控制,增加医疗难度。

(6)环境污染。废水中的微生物可以污染水体,影响水质和水生生态系统。细菌和寄生虫可能引发水源污染,导致水源不安全。

(7)草坪和植被疾病。微生物引发的草坪和植被疾病可能导致植物凋零、枯萎和死亡,影响景观美化和生态平衡。

(8)医疗设施感染。医疗机构中的病原微生物可能引发医院感染,增加患者的健康风险,并对公共卫生产生影响。

(三)化妆品的微生物污染

(1)一级污染的概念。一级污染是指化妆品生产过程中,原料、容器以及制作过程中可能发生的污染。特别是在冷却灌装过程中,污染的风险较大。

(2)二级污染的概念。二级污染是发生在化妆品的运输、储存、销售、启封后以及使用或存放的过程中发生的污染。这包括手部接触化妆品后可能带入微生物,以及空气中的微生物落入化妆品中造成的污染。

(3)化妆品的微生物污染菌。在日常生活中,化妆品可能受到多种微生物污染,包括细菌、霉菌和致病菌。其中,一些常见的致病菌,如链球菌、芽孢及梭状芽孢杆菌等革兰氏阳性菌。革兰氏阴性菌包括假单胞菌、沙门氏菌、弧菌等。此外,化妆品还容易受到致病真菌的污染,如青霉、曲霉、根霉、毛霉等。对这些微生物的监测和控制是确保化妆品质量和安全性的重要步骤。

四、日常生活和工作环境中常见的微生物

在日常生活和工作中,我们接触到许多微生物,它们种类多样,与卫生有着密切的关系,良好的个人卫生和环境卫生措施对于预防微生物引发的感染至关重要。

1. 细菌

（1）大肠杆菌等食品中的致病菌：不当处理或储存食物可能导致细菌滋生，引发食物中毒。正确的食品处理和卫生措施可以避免食物污染。

（2）致病性呼吸道细菌：如流感病毒、冠状病毒等。保持良好的手卫生、避免近距离接触病患者可以预防呼吸道传染。

2. 病毒

（1）感冒病毒：日常接触的物品和表面可能携带感冒病毒，如门把手、电梯按钮等。保持手卫生、避免触摸面部可减少感冒传播。

（2）胃肠病毒：引发胃肠道疾病，通过不洁食物或水源传播。饮用干净的水、烹饪食物可以降低感染风险。

3. 真菌

（1）霉菌：在潮湿环境中可能生长，引发过敏反应。保持室内干燥，定期清洁可以减少霉菌滋生。

（2）念珠菌：可能引发念珠菌感染，特别是在免疫系统受损时。保持个人卫生、避免与患者密切接触可以预防感染。

念珠菌
（放大 1000 倍）

4. 皮肤寄生虫

（1）毛囊蠕形螨：成人脸上的螨虫感染率很高，尤其是年轻人，平均体长 0.25 mm，体形细长；而长在皮脂腺的蠕形螨相对短胖，生长在毛囊或皮脂腺导管（皮肤内），昼伏夜出。

（2）虱子：有体虱、头虱、阴虱三种，最后一种还可以长在睫毛、腋毛上，最大的是阴虱体长可达 1～2 mm，肉眼可见，生活在皮肤表面、附着于毛根处。

（3）蜱虫：蜱虫是一种寄生虫，会附着在宿主的皮肤上，吸取宿主的血液。它们可能传播一些疾病，因此在户外活动后需要检查身体是否有蜱虫附着。

5. 人体寄生虫

（1）蛔虫和蛲虫：通过食物或水传播，引发胃肠道感染。遵循饮食卫生和消毒原则可以预防寄生虫感染。

（2）疥虫：在表皮下"钻隧道"、昼伏夜出，所以晚上瘙痒剧烈；喜欢皮肤薄嫩处，所以下腹、指缝、外阴多见。一般体长 0.2～0.4 mm，离开人体可以存活 2～3 天。

活动设计与实施

学习活动设计需要结合课程的目标、内容和学生的基础。采用多种教学方法和资源，以激发学生的兴趣并促进他们的深入理解。以下是一个活动设计的案例。

一、活动名称

微生物探秘之旅。

二、活动目标

(1) 激发学生的好奇心,培养对微生物的兴趣和探索精神。

(2) 强调微生物在生态系统中的重要角色,培养学生的环保意识。

(3) 培养学生团队合作、创新思维和实践能力。

三、活动形式

(1) 观察实验:通过显微镜观察微生物,了解其种类、形态和特点。

(2) 生态演示:展示微生物在生态系统中的作用,引导学生思考微生物与自然的关系。

(3) 应用体验:模拟微生物在食品、医药、环境等领域的应用,培养实际问题解决能力。

(4) 互动游戏:设计趣味游戏,加深对微生物知识的理解和记忆。

(5) 户外考察:前往自然环境采集样本,探索微生物的多样性和分布。

四、活动组织

1. 步骤一:引入微生物世界

(1) 通过精彩的视频、图片等素材,介绍微生物的普遍存在和重要性。

(2) 提出问题:微生物是如何影响我们的日常生活?

2. 步骤二:知识探究

(1) 提供图书、网络资源、视频等,让学生自主探索微生物的相关知识。

(2) 分组探讨微生物分类与特点,如细菌、真菌、病毒等的特点和区别。

(3) 每组展示不同微生物类型的模型、图表等,加深理解。

3. 步骤三:微生物实验体验

(1) 学生自主采集不同环境样本,如室内表面、食品、水源等。

(2) 在实验室中,使用显微镜观察样本中的微生物,记录观察结果。

4. 步骤四:微生物应用探索

(1) 学生分小组研究微生物在食品生产、环境修复、医药研发中的应用案例。

(2) 小组展示和讨论,分享微生物应用的创新点和实际效果。

5. 步骤五:微生物互动竞赛

设计微生物知识竞赛,包括选择题、创意题等,激发学生的学习兴趣。

6. 步骤六:微生物实地考察

(1) 前往花园、公园等户外环境,采集土壤、植物等样本。

(2) 在实验室中观察土壤样本中的微生物,与室内环境进行比较。

7. 步骤七:微生物展示与分享

(1) 学生制作微生物主题海报、模型等,展示自己的观察和研究成果。

(2) 进行微生物知识分享,促进交流和学习。

8. 步骤八:微生物应用方案与总结

(1) 提出实际应用活动,如利用微生物净化水源等。

(2) 学生展示应用方案,讨论可行性和效果。

9. 步骤九:反思与展望

(1) 学生进行整体反思,分享学习收获和感悟。

(2) 鼓励学生展望未来,继续关注微生物与自然的关系。

通过以上多样性的活动设计,学生将在实践中更深入地了解微生物的各个方面,同时也会因为活动的创意和趣味性而更加愿意积极参与,从而达到更好的学习效果。当然,在实际实施中,还可以根据学生的反馈和实际情况进行灵活调整。

活动评价

想一想

1. 微生物在哪些领域中发挥着重要作用? 请举例说明微生物在这些领域中的应用。

2. 为什么我们需要注意手部卫生? 你认为日常生活中哪些情况容易使细菌传播? 如何避免微生物的传播?

3. 你觉得通过这次微生物探索之旅,你对微生物有了哪些新的认识和了解? 你认为微生物对你的日常生活有哪些影响?

4. 你认为微生物在生态系统中的重要性体现在哪些方面? 为什么微生物对于维持地球生态平衡至关重要?

说一说

解释自制酵母发酵面包、酸奶与微生物之间的关联。酵母如何使面包发酵膨胀,从而增加口感和香气;益生菌如何为酸奶增添健康价值。

(林玉红　林　蕾)

学习活动二　认识微生物与人类健康

学习目标

　　1. 理解正常菌群(共生微生物)的概念,包括肠道、皮肤和口腔微生物,以及它们与人类健康的关系。

　　2. 熟悉皮肤微生物的多样性和功能,了解它们在维护皮肤健康和抵抗病原微生物方面的作用。

　　3. 能够通过健康的生活方式来维护微生物与健康的平衡,促进整体健康。

　　4. 理解微生物与人类的共生关系,特别是胃肠道微生物在维持肠道健康和免疫系统平衡中的重要作用,并积极采取措施维护和促进正常菌群的平衡,以改善人体健康。

问题导入

　　你是否曾思考过,在我们的身体内外,生活着数以亿计的微生物,它们构成了微小而错综复杂的生态系统。这些微生物虽然微小,却丝毫不可忽视,它们分布在人体的各个角落,承担着多样的任务。为什么这些微生物通常不会对我们的身体造成危害? 又在何种情况下,它们可能成为致病源? 这些问题一定引发了您的好奇心。让我们一同深入研究微生物的奥秘,了解它们在人体内的分布和功能,以科学的视角揭示它们与我们身体的共生关系。

知识储备

　　人自出生后,外部微生物就逐渐进入人体。在正常人体的皮肤、黏膜以及与外部相通的各种腔道(如口腔、鼻咽腔、肠道和泌尿道)等部位,存在着对人体无害的微生物群,涵盖细菌、真菌、螺旋体、支原体等,被称为正常菌群。这些微生物以动物皮肤或腺体分泌物、黏液、脱落的细胞以及食物消化产物或残渣为养料。同时,人体和动物为微生物提供了适宜温度、水分、氧气和 pH 等条件的良好生态环境,并为微生物提供适应性的保护。

一、微生物在人体的分布

人体各部位都是微生物的栖息地,各部位正常菌群的种类和数量各异,这些微生物与人体之间的共生关系不仅对维持该部位的生态平衡和功能发挥着独特作用,而且为微生物的繁衍提供了理想的条件。这种微生态平衡不仅有助于维护人体的生理状态,同时也为人体提供了生理上的保护。

1. 人体与微生物的共生关系　人体与微生物的共生关系不仅有助于维持生理平衡,还对免疫系统、代谢以及疾病的预防和治疗产生积极作用。这种共生关系体现了以下几个方面的重要性。

（1）微生物多样性。人体是微生物的栖息地,包括皮肤、口腔、肠道、泌尿生殖道等各个部位。这些部位寄居着不同种类的微生物,包括各种细菌、真菌和病毒,形成了复杂多样的微生物群落。

（2）协助消化和代谢。肠道微生物协助分解食物,释放有益的代谢产物,尤其是纤维素和复杂多糖类物质,帮助人体消化和吸收。比如肠道细菌可以将纤维素分解为有益的短链脂肪酸,为宿主提供额外的能量。

（3）免疫系统调节。微生物与免疫系统之间存在复杂的相互作用。它们帮助调节免疫系统的活性,确保其能够有效对抗感染,同时防止过度的免疫反应,从而降低自身免疫性疾病的风险。

（4）疾病防御。正常菌群通过占据生态位、竞争资源和产生抗菌物质等方式,防止潜在的致病微生物入侵宿主。例如,乳酸杆菌可以维持女性阴道的酸性环境,从而预防有害细菌的感染。

（5）药物代谢。肠道微生物可以影响药物的代谢和效果。一些微生物可以活化或失活特定药物,这对于个体对药物的反应具有重要的影响。

2. 人体不同部位微生物的分布

人体各部位微生物种类和数量丰富多样,包括皮肤、口腔、鼻咽腔、肠道和尿道等。这些微生物在各区域形成独特的生态格局。深入了解它们的分布特征和各区域的生态功能,为制定有针对性的健康维护计划提供基础理论知识(表 1-2-1、图 1-2-1)。

表 1-2-1　人体不同部位微生物种类分布

部位	细　菌
皮肤	葡萄球菌、绿脓杆菌、白色念珠菌、丙酸杆菌、类白喉杆菌、非致病性分枝杆菌
口腔	链球菌(甲型或乙型)、乳酸杆菌、螺旋体、白色念珠菌(真菌)、表皮葡萄球菌、肺炎双球菌、奈瑟菌属
肠道	大肠杆菌、产气杆菌、葡萄球菌、厌氧性细菌、真菌、乳酸杆菌、双歧杆菌

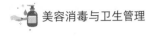

部位	细菌
鼻咽腔	甲型链球菌、奈瑟菌属、肺炎双球菌、流感杆菌、乙型链球菌、葡萄球菌等
眼结膜	表皮葡萄球菌、结膜干燥杆菌、类白喉杆菌
外耳道	葡萄球菌、类白喉杆菌、绿脓杆菌、非致病分枝杆菌
阴道	大肠杆菌、乳酸杆菌、白色念珠菌、类白喉杆菌、非致病分枝杆菌
尿道	白色葡萄球菌、类白喉杆菌、非致病分枝杆菌等

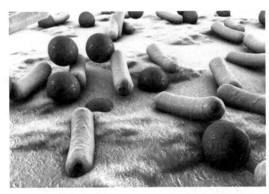

图 1-2-1 皮肤、黏膜或肠道表面细菌示意

3. 人体不同部位微生物的功能

人体微生物群落在不同部位有特定的种类和功能。这些微生物不仅对于人体健康至关重要，同时对维护免疫系统平衡起到关键作用。维持微生物群落的平衡有助于预防疾病，维护整体健康。

（1）皮肤微生物的种类、特点及功能。

皮肤表面居住着大量微生物，尤其是细菌和真菌，主要微生物有葡萄球菌、链球菌、丙酸杆菌、毛孢子菌等。皮肤微生物有助于维持皮肤的酸碱平衡、抵御外部病原微生物，并在伤口愈合过程中发挥作用。

1）皮肤微生物的种类、特点及功能。

● 常住菌群：这些微生物永久定居在皮肤上，不侵入或破坏皮肤组织。它们通常对人体有益无害，可以抑制有害病菌的繁殖。常见的常住菌包括表皮葡萄球菌等。

● 暂住菌群：这些微生物是置于皮肤上，但不在那里繁殖的微生物，或者在皮肤上繁殖但短期存在的污染菌。它们可能是潜在的致病体，有时会引发感染。常见的暂住菌包括金黄色葡萄球菌等。

不同部位的皮肤微生物种类及分布受到环境、湿度、氧气供应等因素的影响，因此，微生物的种类和数量会有所不同（表1-2-2）。了解这些微生物差异有助于更好地管理和维护各个部位皮肤的健康。

表 1 - 2 - 2　人体不同部位皮肤的微生物分布及特点

皮肤部位	微生物特点
脸部	脸部皮肤通常暴露在空气中,容易受到外部环境的微生物影响。常见的微生物可能包括表皮葡萄球菌、链球菌以及一些真菌。由于脸部的日常清洁和护理,微生物的数量可能相对较低
胸背部	胸背部皮肤通常较为温暖和湿润,这种环境有助于某些微生物的繁殖。常见的微生物可能包括一些产气荚膜梭菌、毛孢子菌以及一些厌氧菌。由于通常不暴露在外界,微生物的数量可能相对较高
腋窝	腋窝皮肤通常湿润,且容易出汗,这种环境使得一些微生物更容易生长。常见的微生物可能包括一些产气荚膜梭菌、丙酸杆菌以及其他细菌。腋窝是体味的主要来源之一,因为微生物可以分解汗液中的物质产生异味
手掌	手掌皮肤通常频繁接触外部环境,因此可能会有更多的微生物接触。常见的微生物可能包括表皮葡萄球菌、链球菌以及一些厌氧菌。由于手部的洗涤和暴露在外界的频繁,微生物的数量可能相对较低
足部	足部皮肤通常位于温暖潮湿的环境中,这种环境有助于真菌生长,特别是足癣菌。常见的微生物可能包括足癣菌、葡萄球菌以及其他细菌。由于足部通常处于密封鞋内,微生物的数量可能相对较高,这也使足部感染比较常见

2）皮肤微生物的特点。

● 多样性：皮肤上存在多种不同类型的微生物,包括各类细菌和真菌。不同部位皮肤的微生物种类和数量不同。例如,脸部、胸背部、腋窝、手掌和足部皮肤的微生物组成不同。

● 变化性：一般来说,皮肤上的微生物群落在正常情况下是相对稳定的,但可能会受到外部环境、个人生活方式和卫生习惯的影响而发生变化。

● 影响因素：个人卫生习惯、年龄、性别等因素也会影响皮肤微生物的分布。例如,婴儿出生后,最初几天皮肤微生物群可能尚未完全形成,这会增加金黄色葡萄球菌感染的风险。

3）皮肤微生物的作用。

皮肤微生物在维护皮肤的生态平衡方面发挥着关键作用。它们协助抵抗外部病原微生物的侵入,有效保持皮肤的健康。与此同时,这些微生物还参与分解汗液中的有机物,对皮肤气味产生一定影响,特别是在腋窝和足部等部位,这与异味的生成有一定关联。维持这种微生物参与的平衡是保障皮肤健康的重要因素。

● 营养作用：人体提供给皮肤菌群的营养主要来源于表皮鳞状上皮细胞的角化残余物,包括磷脂、肤氨酸、半胱氨酸等氨基酸。皮肤每日通过蒸发和排汗约 500 毫升水分,携带糖、电解质等成分。皮肤菌群则通过分解脂类、固醇类、角质蛋白等物质,为皮肤细胞提供养分,促进细胞生长,延缓皮肤老化和皱纹的生成。

● 协助皮肤生理功能发挥：皮脂腺分泌的脂质在微生物的作用下形成乳化脂质膜,即酸罩。这一膜由游离脂肪酸构成,中和碰触皮肤的碱性物质,抑制病原微生物的生长,为皮肤提供保护。乳化脂质膜与角质层共同防止水分过度蒸发,对皮肤体温调节至关重要。皮肤正常菌群包括厌氧的疮疱丙酸杆菌、表皮葡萄球菌等,共同构成人体的第一道生物屏障。

● 免疫作用:皮肤微生物,尤其是过路菌中的致病菌或条件致病菌,作为自然存在的非特异性抗原,刺激机体免疫系统,增强机体一般免疫力。相对于致病菌,固有皮肤菌群更适应于皮肤环境,通过竞争附着位点和必需营养来阻止病原微生物的定居。

● 自净作用:固有皮肤菌群的有机体能够产生抵抗病原微生物的抗菌物质,发挥重要的皮肤自净作用。一些常住菌产生抗细菌、抗真菌、抗病毒甚至抗癌的物质。例如,表皮葡萄球菌生成广谱的细菌素,对多种微生物有杀菌作用,而皮脂腺内的丙酸杆菌和糠秕孢子菌对皮肤表面的病原微生物有抑制作用。

(2)口腔微生物。正常口腔微生物是维持口腔健康和整体健康不可或缺的一部分,了解其种类、分布和作用有助于维持口腔生态平衡和健康。

1)口腔微生物的种类:口腔微生物群落包括多种不同类型的微生物,主要包括以下几种。

● 链球菌(甲型或乙型):这些细菌是口腔微生物中的一类常见细菌,有助于维护口腔的酸碱平衡。其中,甲型链球菌可以在口腔内产生一种特殊的抗酸物质,有助于抵御蛀牙的发生。

● 乳酸杆菌:乳酸杆菌是一类乳酸产生菌,它们有助于维持口腔的酸碱平衡,并抑制有害微生物的生长。

● 螺旋体:螺旋体是一类螺旋形细菌,它们可能在牙龈和口腔黏膜中存在。

● 白色念珠菌(真菌):这些真菌可能存在于口腔内,但在正常情况下不会引发感染。

● 表皮葡萄球菌:这些细菌通常在口腔黏膜上繁殖,但在正常情况下是无害的。

● 肺炎双球菌、奈瑟球菌:这些细菌可能在口腔内繁殖,但它们也与呼吸道感染有关。

2)口腔微生物分布特点:微生物在口腔内分布广泛,口腔内不同区域有不同种类和数量的微生物存在。这些区域包括牙齿表面、舌、牙龈、颊黏膜和口咽部等口腔部位。此外,唾液中也含有口腔微生物。

牙齿表面是口腔微生物的主要栖息地。细菌和其他微生物可以在牙齿表面形成牙菌斑,这是牙齿蛀牙的一个主要因素。

牙龈和牙周袋也是口腔微生物的重要区域。牙龈炎和牙周炎是口腔微生物不平衡可能引发的常见口腔问题。

3)口腔微生物的作用:口腔微生物群落非常多样化,包括数百种细菌和其他微生物。这些微生物在口腔中形成复杂的生态系统。

● 保护口腔健康:口腔微生物协助维持口腔的酸碱平衡,抵抗外部病原微生物的侵入,从而预防口腔疾病。不良的口腔卫生和不健康的生活习惯可能导致口腔微生物的不平衡,进而引发口腔问题,如蛀牙、口臭、牙龈疾病等。

● 消化和吸收：口腔微生物有助于食物的初步消化，特别是淀粉的分解，这对食物的后续消化和吸收至关重要。

● 产生异味：口腔微生物也可以分解口腔内的有机物，在一定程度上产生口腔异味。

一些口腔微生物也可能与全身健康状况相关联，如牙周炎可能与心血管疾病和糖尿病风险增加有关。

（3）肠道微生物。肠道微生物群落是人体内微生物最丰富的地方之一，包含大量不同种类的微生物，包括细菌、真菌、病毒和其他微生物。这些微生物在肠道中发挥重要的作用。

胃内黏膜定植着酵母菌、螺旋菌、乳杆菌以及少量球菌。在小肠，由于其肠蠕动较为迅速，很少有常住菌定植，仅包括肠球菌、乳杆菌、肠杆菌等过路菌。相比之下，结肠内定植了大量正常菌群，约为每克肠内容物有 1013CFU(Colony Forming Units)，即约千百兆个活菌。这些正常菌群包括类杆菌、双歧杆菌、优杆菌、梭菌、消化链球菌、韦荣球菌、乳杆菌、大肠杆菌、肠球菌等近 50 个菌属和 400 至 500 个菌种。

1）肠道微生物的种类：肠道微生物包括数千种不同的微生物，主要是细菌。一些常见的肠道细菌属于以下几个主要菌群。

● 厌氧菌群：包括产气杆菌、拟杆菌等。这些菌群在肠道中存在，有助于分解复杂的多糖类物质。

● 乳酸杆菌群：包括嗜酸乳杆菌等。它们有助于维持酸碱平衡，抑制有害微生物的生长。

● 类杆菌群：包括大肠杆菌等。这些细菌在营养吸收和免疫调节方面发挥重要作用。

● 真菌：酵母菌是一种常见的真菌，它们也存在于肠道中，但通常在正常情况下是无害的。

2）肠道微生物特点。

● 多样性：肠道微生物群落非常多样化，包括数百种不同的细菌，不同人的微生物组成可能存在差异。

● 稳定性：正常情况下，肠道微生物群落在一段时间内是相对稳定的，但可能受到饮食、抗生素使用和生活方式等因素的影响而发生变化。

3）肠道微生物的作用。

● 消化和营养吸收：肠道微生物帮助分解复杂的食物，使其更容易被吸收，特别是纤维素等难以消化的物质。

● 免疫支持：肠道微生物与免疫系统互动，有助于免疫细胞的发育和增加其功能，帮助抵抗感染和维持免疫系统平衡。

● 防止病原微生物侵入：肠道微生物占据生态位，防止有害的病原微生物侵入肠道。

● 合成维生素和代谢产物：肠道微生物可以合成一些维生素和其他代谢产物，这些物质对维持人体的健康至关重要。

（4）泌尿生殖道微生物。泌尿生殖道微生物包括多种细菌、真菌和其他微生物，其中一些属于正常菌群,有助于维持生殖道健康。

1)泌尿生殖道微生物的种类。

● 乳酸杆菌:这些细菌在泌尿生殖道中是主要的微生物之一,它们有助于维持正常的酸碱平衡,同时抑制了有害微生物的生长。

● 白色念珠菌:这是一种在泌尿生殖道中常见的真菌,通常情况下,它们是无害的。

● 其他细菌:泌尿生殖道还包含其他细菌,如大肠杆菌、乙型链球菌等,它们在正常情况下也可能存在。

2)泌尿生殖道微生物的特点。

● 维持生态平衡:正常情况下,泌尿生殖道微生物群落是相对稳定的,有利于维持泌尿生殖道的健康状态。

● 维持泌尿生殖道微生态:泌尿生殖道微生物与泌尿生殖道组织之间存在复杂的相互作用,有助于维持正常的生殖道生态。

3)泌尿生殖道微生物的作用。

● 预防感染:泌尿生殖道微生物有助于维持泌尿生殖道黏膜的健康,从而防止有害微生物侵入,减少感染和性传播感染的风险。

● 调节酸碱平衡:乳酸杆菌等微生物产生乳酸,维持泌尿生殖道的酸性环境,从而抑制有害微生物的生长。

● 免疫调节:泌尿生殖道微生物与免疫系统互动,调节免疫反应,有助于维持免疫平衡。

● 维持正常分泌物:泌尿生殖道微生物可以影响分泌物的组成,维持正常的分泌物平衡。

失衡的泌尿生殖道微生态可能导致感染和其他健康问题,如酵母感染、细菌感染等。因此,维护正常的泌尿生殖道微生态平衡对于人体健康至关重要。

二、正常菌群的重要性

正常菌群与人体环境之间,一直保持着动态平衡,相互依存、相互制约。在正常情况下,正常菌群通常不会对人体造成疾病。

1. 正常菌群的定义　正常菌群是指存在于健康的人或动物各部位、数量大、种类较稳定,一般能发挥有益作用的微生物种群。这些微生物群包括细菌,其中一些可能只是短期存在而不会永久驻留,而另一些则可能与人类长期相互适应而建立起伴随一生的共生关系,并对宿主的生理功能和健康起着重要作用。

2. 正常菌群的生理意义　正常菌群在人体中不仅与宿主保持平衡状态,而且不同微生物群之间也相互制约,以维持相对的平衡。在这种平衡状态下,正常菌群发挥多重生理作用。它们提供营养,帮助宿主消化和吸收食物,同时通过拮抗作用抑制潜在的病原微生物的生长。此外,它们还参与免疫系统的调节,协助维持宿主的免疫平衡。因此,正常菌群的存在和相对平衡对于宿主抵御疾病,维持消化和免疫系统的正常功能以及整体健康至关重要。

　　3. 正常菌群的生理功能

　　（1）生物拮抗作用：正常菌群能够在人体特定部位黏附、定植和繁殖，形成一层菌膜屏障，抑制和排斥外部有害微生物的侵入，有助于维持人体与微生物之间的动态平衡。

　　（2）免疫支持：正常菌群能够与免疫系统互动，促进免疫反应的正常进行，有助于人体应对病原微生物的侵袭，同时防止过度免疫反应。

　　（3）营养作用：肠道内的正常微生物，如双歧杆菌、乳酸杆菌，能够合成多种人体所需的维生素，如 B 族维生素和维生素 K，同时参与人体糖类和蛋白质的代谢，有助于维持营养平衡。

　　（4）排毒作用：某些正常菌群能够降低肠道内有害细菌的数量，减少内毒素的吸收，发挥排毒作用。例如，双歧杆菌能够使肠道内革兰阴性菌的数量降至正常水平，减少内毒素的吸收。

　　（5）抗炎作用：正常菌群可以降低慢性炎症的程度，通过减少炎症反应有助于维持健康状态。

　　4. 正常菌群的病理意义　　某些因素干扰人体与正常菌群之间的平衡，导致正常菌群中各种细菌的数量和比例发生变化时，被称为菌群失调。如果菌群失调没有得到有效控制并出现临床症状，导致二次感染，称为菌群失调症。

　　人体各部位的正常菌群，离开原来的寄居场所，进入身体的其他部位，或者在机体受损和抵抗力降低的情况下，原来为正常菌群的细菌也可能引发疾病。因此，这些细菌被称为条件致病菌或机会致病菌。

三、微生物对人类健康的影响

　　微生物对人类健康产生广泛而深刻的影响。它们通过多种复杂的生理作用，维持了人体的正常功能和生态平衡，包括以下一系列影响。

　　1. 微生物与免疫系统的相互作用　　微生物可以调节免疫系统的活性，确保其有效地对抗感染，同时避免过度免疫反应，从而降低自身免疫性疾病的风险。肠道微生物维持免疫系统平衡，减少不必要的免疫反应。

　　2. 微生物与消化健康的紧密联系　　微生物在消化系统中发挥重要作用，帮助分解难以消化的食物成分，如纤维素和复杂多糖类物质；释放有益的代谢产物，如短链脂肪酸，有助于吸收和利用营养。

　　3. 微生物与慢性疾病的潜在联系　　正常的微生物群落可以防止潜在的致病微生物的滋生，减少慢性疾病的风险。研究表明，微生物失衡可能与肥胖、糖尿病、炎症性肠病等慢性疾病的发生有关。

　　4. 微生物与心理健康的潜在关联　　肠道微生物与心理健康之间存在联系，被称为肠脑轴。虽然仍在研究中，但微生物失衡可能与焦虑、抑郁等心理疾病的风险有关。这一领域的研究将揭示微生物与心理健康之间的复杂关系。

5. 微生物在预防感染中的作用 正常菌群通过占据生态位、竞争资源和产生抗菌物质等方式,防止潜在的致病微生物侵入宿主。例如,乳酸杆菌可以维持女性阴道的酸性环境,预防有害细菌感染。有助于生殖系统的健康,防止疾病的发生。

四、影响微生物平衡的因素

微生物平衡是人体健康的关键因素之一,它受多种因素的影响,其中饮食、生活方式以及使用抗生素、其他药物等因素在微生态平衡中发挥关键作用。

1. 饮食 饮食是影响微生物平衡的重要因素之一。不同类型的食物可以促进或破坏肠道微生态的平衡。一方面,高纤维食物、发酵食品(如酸奶和酸菜)以及富含益生元的食物有助于维护微生物的多样性和丰富性。另一方面,高糖、高脂肪食物可能导致微生态失衡,促使有害微生物的过度生长。

2. 抗生素 抗生素是一种常见的药物,用于治疗细菌感染,但它们也会对微生物产生广泛的影响。抗生素不仅杀死病原微生物,还可能破坏肠道内的有益微生物,导致微生态失衡。这种干扰可能会持续一段时间,甚至可能引发抗生素相关性肠道微生态紊乱。

3. 生活方式 生活方式因素也对微生物平衡产生重要影响。体育锻炼、足够的睡眠、减轻压力等健康的生活方式可以促进微生物维持多样性和平衡。相反,不健康的生活方式,如过度消毒、高度应激和不良的饮食习惯,可能导致微生态失衡。

4. 药物 除抗生素外,其他药物也可能影响微生物平衡。一些药物可能改变微生物的生态环境,对微生物产生抑制或促进作用。这包括非甾体抗炎药、抗抑郁药和抗酸药等。

5. 环境因素 空气、水源和土壤等环境污染可能对人体微生物平衡产生影响。环境微生物与人体微生物之间的互动复杂,但环境因素可以改变微生态系统的构成。

活动设计与实施

设计学习活动时,确保它们具有吸引力、趣味性和可操作性,可以激发学生学习的主动性。以下是一些结合实际、更有吸引力的学习活动。

一、活动1:微生物的名人故事

介绍一些与微生物相关的知名科学家,以及他们在微生物学领域的突破性工作。
学生分组选择一位在微生物领域知名的科学家,研究他们的生平、贡献和重要实验。
每个小组通过展示或报告分享他们所学的内容,以及这些科学家是如何影响微生物学的发展和人类健康的。

二、活动2:微生物纪录片观看

选取一部有关微生物和人类健康的纪录片,如BBC的《微生物星球》。让学生观看纪录片的特定片段或整个纪录片,然后进行小组讨论,分享他们从纪录片中学到的有趣事实以及微生物与人类健康的相互关系。

三、活动3:微生物干预的实际案例

展示一些微生物干预的成功案例,如益生菌对肠道健康的影响、抗生素的应用和风险等。各小组选择一个案例,研究该案例的背景、研究结果和实际应用,讨论微生物干预对人类健康的重要性。

活动案例

以下是以问题导入为主题设计学习活动的例子。

活动主题:微生物健康挑战——探索微生物如何影响我们的身体

活动背景:假设学生们是一支科学研究团队,接到一个重要任务——了解微生物在人类健康中的关键作用。他们需要通过设计和实施一项综合性研究项目来回答这个问题。

活动形式:以小组合作为基础的探索性学习。

活动内容:这个学习活动旨在能够深入了解微生物与人类健康之间的关系,并通过实际实验和讨论,激发好奇心,培养科学精神和团队合作能力。

活动步骤:

1. 步骤一:主题设计

通过简短的讨论或幻灯片介绍,了解人体微生物的分布和特点。强调微生物在与人体共生的重要性,提出问题:微生物是否对人类健康有影响?

2. 步骤二:小组分配

分小组研究,每个小组研究一个特定的微生物领域,如肠道微生物、口腔微生物、环境微生物等,作为研究主题。

3. 步骤三:实验和调查

每个小组将根据其分配的微生物领域设计一个小实验或调查项目。例如,肠道微生物小组可以设计一个实验来观察益生菌的生长,口腔微生物小组可以调查不同食物对口腔微生物的影响,皮肤微生物小组可以研究不同皮肤护理方法对皮肤微生物的影响。在实验或调查中积累数据和观察结果。

4. 步骤四:结果分享

每个小组向整个班级分享实验或调查结果,用图表、图像或报告等方式清晰地呈现,解释实验设计、观察结果以及对微生物与人类健康关系的见解。

其他小组成员可以提问并提供反馈。

5. 步骤五:讨论和总结

讨论、总结微生物与人类健康之间的关系,比较不同微生物领域的发现,看看它们是否有共同之处。强调微生物如何影响免疫系统、消化系统、慢性疾病和心理健康。

6. 步骤六:总结和反思

总结从这活动体验中学到的内容,并反思学习经验。学生可以写下关于微生物与人类健康的一篇总结性文章,或者制作一份报告来展示他们的发现。

这些活动将通过引入实际例子、故事、视觉材料和实践经验来使学习内容更具吸引力和趣味性。能够活动体验感知微生物与人类健康之间的关系,从而更深入地理解这一主题。

活动评价

1. 为什么维持不同部位微生物的平衡对人体健康至关重要?请简要解释。

2. 为什么刷牙和使用牙线对口腔微生物的平衡至关重要?举例说明口腔微生物在口腔健康中的作用。

3. 举例说明肠道微生物如何帮助消化和吸收食物中的纤维素?肠道微生物在什么情况下处于共生平衡状态。

4. 案例分析。

案例1:张女士非常注重个人卫生,她每天使用抗菌肥皂清洗双手和身体皮肤,并使用各种杀菌剂和消毒液对床单、毛巾和衣物进行彻底消毒。她的卫生习惯非常好,但随着时间的推移,她却发现自己的皮肤变得特别敏感,容易出现痘痘和脱皮等问题。她对这种情况感到困惑,不明白为什么如此注重清洁而皮肤还会出现这些问题。

这一现象是否与过度清洁和使用抗菌产品有关?你认为皮肤的正常菌群如何帮助维护皮肤的健康?在什么情况下,清洁是必要的,而在什么情况下,过度清洁和使用抗菌产品可能会对皮肤的正常生态平衡产生哪些影响?

案例2:王女士,女性感到阴道不适,出现异常分泌物和瘙痒症状,她近期使用了抗生素。分析可能的原因并提出建议。

5. 想一想,说一说:

正常菌群、条件致病菌的特点及生理作用?环境条件对微生物的生长有哪些影响?化妆品的微生物污染有哪些?是怎样造成污染的?

（陶　涛　林玉红）

学习活动三 | 认识病原微生物

学习目标

1. 了解病原微生物的基本特征和分类。
2. 掌握常见病原微生物的结构、生存环境和传播途径。
3. 清楚病原微生物对人类健康的潜在威胁,能够理性思考和判断与病原微生物相关的健康问题。
4. 具备健康教育和公共卫生意识,能够积极参与个人健康维护和社会公益活动。
5. 具有较强的社会责任感,关心公共卫生和疫情防控等社会问题。

问题导入

你是否曾想过,为何某些疾病在公共场所如此迅速传播?这一现象与病原微生物息息相关。病原微生物是一类微生物,具备特定的特征和传播方式,可能对人类健康构成威胁。美容行业从业者需要了解这些微生物,因为其工作不仅牵涉个人健康,还关系到公共卫生和社会责任。通过本次学习,要拥有处理感染性疾病的能力,更好地应对与病原微生物相关的健康问题。让我们一同深入微生物的微小世界,探索它们如何影响我们的生活和健康,为维护个人和顾客的健康奠定必备的基础知识。

知识储备

一、病原微生物的定义与分类

1. 病原微生物的基本概念

(1) 定义:病原微生物是指那些能够侵犯人体并引起感染甚至传染病的微生物,又被称为病原体。在这一类病原体中,细菌和病毒的危害性通常最为严重。常见的病原微生物包括细菌、病毒、真菌、螺旋体、支原体、立克次体、衣原体以及多种寄生虫(原虫、蠕虫、医学昆虫)。

（2）宿主:病原体侵入人体后,人体就成为病原体生存的场所,医学上称为病原体的宿主。

（3）感染:病原体在宿主体内进行生长繁殖、释放毒性物质等,从而引起机体不同程度的病理变化,这一过程称为感染。

（4）传染:来自宿主体外的微生物,通过一定方式从一个宿主传播到另一个宿主的感染。

（5）侵袭力:病原菌突破宿主机体的防御功能,并能在体内定居、繁殖、扩散的能力,荚膜、菌毛、侵袭质等。

（6）毒素:由病原菌产生,能对细胞、组织和机体内造成损害,并引起疾病的物质,分为内毒素和外毒素两种。

（7）毒力:又称致病力,表示病原体致病能力的强弱。对细菌性病原体来说,毒力就是菌体对宿主表面的吸附,向体内侵入,在体内定居、生长和繁殖,向周围组织的扩散蔓延,对宿主防御功能的抵抗,以及产生损害宿主的毒素等一系列能力的总和。

（8）免疫:病原体入侵人体后,除了引发感染外,还能激发人体免疫系统产生一系列免疫应答,以对抗病原体,这称之为免疫。

2. 病原微生物的分类及特点　根据病原微生物的生物学特征和致病机制的不同,将它们分为以下几大类(表1-3-1)。

表1-3-1　病原微生物种类及特点

种类	特点	举例
细菌	单细胞微生物,有细胞壁,不具备真正的细胞核	大肠杆菌、金黄色葡萄球菌、结核分枝杆菌
病毒	非细胞微生物,由核酸(DNA或RNA)包裹在蛋白质外壳中	流感病毒、人类免疫缺陷病毒(HIV)、冠状病毒
真菌	多细胞微生物,具备真正的细胞核,通常以丝状或酵母样态形式存在	白念珠菌、癣菌
寄生虫	多细胞微生物,依赖于宿主生物体生存	疥螨、皮螨、肝吸虫、蛔虫
螺旋体	螺旋形细菌,柔软的外壳,可导致多种感染	梅毒螺旋体
支原体	细小的细胞,依赖于宿主细胞内生存	斑疹伤寒支原体
立克次体	细胞内寄生微生物	沙眼衣原体

每一类病原微生物都有其独特的生物学特征和致病机制,因此,引发的感染和疾病也各不相同。深入了解这些微生物的分类和特点有助于更好地理解感染的原因和传播途径,进而采取适当的预防和治疗措施。

二、病原微生物与人体健康

1. 病原微生物的共同特征

(1) 侵入性:病原微生物具备侵入宿主并在宿主体内生长繁殖的能力,从而增加感染的可能性。

(2) 致病性:病原微生物可以引发宿主体内的病理变化,导致疾病的发生。

(3) 传播性:它们可通过接触、飞沫传播、空气传播等途径在人与人、人与动物之间传播。

(4) 抵抗力:它们可能对宿主的免疫系统产生抵抗,使宿主难以摆脱感染。

(5) 多样性:病原微生物种类多样,包括细菌、病毒、真菌和寄生虫等多种类型。每种类型都有其特定的生物特征。

这些共同特征帮助我们理解病原微生物的基本生物学特性,同时也是疾病预防和控制的重要依据。

2. 病原微生物的传播途径 病原微生物传播途径,主要有空气传播、飞沫传播、接触传播、垂直传播、血液传播等。

(1) 空气传播:病原微生物通过悬浮在空气中的微小气溶胶颗粒传播给其他人,通常在密闭的空间内发生,如结核病的传播。

(2) 飞沫传播:这是一种与咳嗽、打喷嚏或说话时释放的飞沫颗粒有关的传播方式。这些飞沫中可能含有微生物,当其他人吸入或接触时,可能会被感染。

(3) 水源传播:一些传染病病原体可以通过污染的水源传播给人类,这通常涉及饮用受污染的水或在游泳等活动中接触受污染的水。

(4) 虫媒传播:一些病原微生物需要昆虫或其他虫类作为媒介来传播给人类。这种传播方式涉及虫类叮咬宿主或将病原微生物传递给宿主,如疟疾、登革热等。

(5) 粪口传播:传染病病原体存在于排泄物中,当这些排泄物污染了食物或手,通过摄入被污染的食物或接触到被污染的手而引发感染,如急性肠胃炎等。

(6) 接触传播:包括直接传播和间接传播两种方式。直接传播是指传染源与易感者接触而未经任何外界因素所造成的传播,如性病、狂犬病等;间接传播是指易感者接触了被传染源的排泄物或分泌物污染的日常生活用品而造成的传播,如接触皮肤传染性疾病患者污染衣物、毛巾、被褥、剃须刀、拖鞋等,此类传染病较常发生在共用这些物品的公共场所等。

(7) 垂直传播:这种传播途径发生在母婴之间,通常是母体感染将病原体传给新生儿,可以透过胎盘在母子体内传换,如艾滋病、乙型肝炎等。

(8) 血液传播:主要通过血液、伤口的感染方式,将病原体传递至另一个个体身上的过程,即血液传换。常见于医疗使用注射器材、输血技术的疏失,如艾滋病和乙型肝炎的传播。

3. 病原微生物对人体健康的危害

(1) 引发感染性疾病:病原微生物可以侵入人体,导致感染性疾病,如普通感冒、流感、肺炎、结核病、疟疾、霍乱等。这些疾病会导致一系列不适和症状,甚至可能危及生命。

（2）破坏组织和器官：一些病原微生物能够侵入特定的组织或器官,对其造成结构和功能的损害,引发的病变可导致组织和器官的损伤,进而导致相关疾病的发生。

（3）诱发炎症反应：人体感染病原微生物后,通常会引发免疫系统的炎症反应,包括发热、疼痛、红肿等症状。虽然这是免疫系统对抗病原微生物的一种自然反应,但长期或过度的炎症反应可能损害健康组织。

（4）传播给他人：某些病原微生物具有传染性,可以通过接触、飞沫传播、空气传播等途径在人与人之间、人与动物之间传播,形成传染病的流行。这会对社区和公共卫生产生影响。

（5）导致免疫力下降：长期受到病原微生物的侵害可能导致免疫系统的损害,使个体更容易感染其他疾病。这在免疫系统较弱的人群中尤为突出,如老年人、免疫抑制患者等。

三、常见病原微生物与疾病

1. 常见病原微生物

常见病原微生物与疾病关系见表1-3-2、图1-3-1和图1-3-2。

表1-3-2　常见病原微生物与疾病

病原体	引发疾病（举例）
细菌	大肠杆菌引发胃肠道感染、尿路感染；沙门菌引发食物中毒、肠道感染等 结核分枝杆菌引发结核病；金黄色葡萄球菌引发皮肤感染、创伤感染；痤疮丙酸杆菌引发青春痘和粉刺
病毒	流感病毒引发流感；乙肝病毒引发乙型肝炎；人免疫缺陷病毒引发艾滋病,通过血液、性传播、母婴传播等途径传染；疱疹病毒导致口腔疱疹、生殖器疱疹等疾病；带状疱疹病毒引发水痘和带状疱疹；人乳头瘤病毒引发扁平疣、寻常疣、尖锐湿疣
真菌	白念珠菌引发念珠菌口腔炎、念珠菌性阴道炎等；癣菌引发皮肤真菌感染,如足癣、体癣等
寄生虫	疟原虫引发疟疾；蛔虫引发蛔虫感染；疥螨引发疥疮

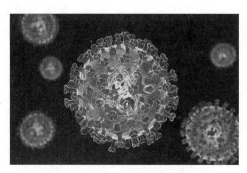

图1-3-1　流感病毒模型

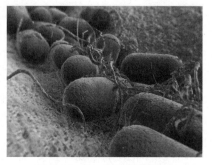

图1-3-2　大肠杆菌模型

2. 细菌致病的有关因素

病原菌的致病性与其毒力强弱、侵入机体的细菌数量、侵入部位的适宜性相关。

（1）细菌的毒力：毒力的基础包括侵袭力和毒素。细菌必须具有较强的毒力才能引起感染，这是感染发生的基础。例如结核杆菌属于典型的致病菌，具有极强的毒力，然而经过减毒成为卡介苗后，由于丧失其毒力，成为非致病菌。

（2）细菌侵入的数量：感染的发生不仅与细菌的毒力有关，还与细菌的数量有关。同时也取决于机体的免疫力。例如毒力强的鼠疫杆菌仅需数个细菌就可引发感染，而毒力弱的沙门氏菌需要摄入数亿细菌才导致急性肠炎。

（3）细菌侵入的门户：致病菌的侵入门户也限制了感染的发生，例如破伤风杆菌侵入消化道不会致病，而伤寒杆菌必须经口进入体内才会引起感染，鼠疫菌则通过虫媒介叮咬进入机体才能致病。

（4）机体的免疫力：面对鼠疫、流感、霍乱等疾病流行时，个体之间存在免疫力的差异。有些人可能被感染并患病，而有些人可能被感染但不表现疾病症状。这就是机体免疫力的差异。

（5）组织亲和力：组织亲和力决定细菌感染的进程，致病菌或毒素进入机体内，如不能与相关组织亲和力（黏附、结合受体），就无法引起感染。

四、预防病原微生物感染的卫生措施

在美容场所，防止病原微生物感染非常重要，因为美容过程涉及直接接触顾客的皮肤、毛发和身体部位。以下是一些常见的防控措施。

1. 手部卫生　美容师应经常洗手，尤其是在接触不同客户之前。使用肥皂和温水进行充分的洗手，或者使用含酒精的手部消毒剂来确保手部清洁。

2. 一次性用品　尽量使用一次性用品，如一次性手套、纸巾、剃须刀片等，以避免交叉感染。

3. 洁净环境　美容场所应保持清洁和消毒，包括工作台、椅子、床单和毛巾，这有助于防止交叉感染，减少病原微生物传播的风险。

4. 设备清洁和消毒　美容工具和设备应经常进行清洁和消毒，以确保在客户之间没有病原微生物的传播。使用有效的消毒剂，并遵循制造商的建议。

5. 垃圾处理　提供适当的垃圾桶，正确处理和处置医疗和生活垃圾，以防止病原微生物通过垃圾传播。尤其要注意处理医疗废弃物。

6. 定期清洁和通风　美容场所应定期进行彻底的清洁和通风，以确保空气质量良好，减少空气传播的风险。

7. 个人防护　在需要时使用口罩、手套、护目镜等个人防护装备，以减少空气传播、飞沫传播和接触传播的风险，特别是在医疗环境中。

8. 顾客健康评估　在服务之前，美容师应对顾客健康进行评估，了解是否存在任何传染性疾病，如皮肤感染或传染性疾病的迹象。如果顾客有潜在感染风险，应推迟服务或采取额外的防护措施。

9. 症状筛查　对于疫情期间,美容场所可以要求顾客接受症状筛查,如测量体温,以确保没有明显的感染症状。

10. 教育和培训　美容师应接受有关卫生和防感染措施的培训,以确保他们了解如何正确地处理设备和材料,以及如何保护自己和顾客。

这些措施有助于在美容场所减少感染病原微生物的传播风险,保护美容师和顾客的健康。在特定地区或疫情期间,还需要遵循更严格的卫生指南和政策。

活动设计与实施

设计一个关于"认识病原微生物"的学习活动时,可以选择一个互动性强、有趣并能提高学习效果的方式。可以是一个以实验为基础的学习活动设计,也可以是以游戏形式的学习活动设计,重点是认识不同类型的病原微生物。

活动设计案例一

活动名称:病原微生物探索实验

活动目标:帮助学生认识不同类型的病原微生物,理解其特点和危害,并掌握基本的防控知识。

活动形式:实验和小组讨论

材料:

不同类型的细菌、病毒、真菌和寄生虫的图像或模型。

实验用具如显微镜、培养皿、标本玻璃片等。

记录表格和笔。

步骤:

1. 介绍:介绍病原微生物的概念,包括定义和分类。解释为什么认识病原微生物对我们的健康很重要。

2. 实验1——细菌的观察:学生分成小组,每组分配一台显微镜和培养皿。学生将观察不同类型的细菌标本,并填写记录表格,记录细菌的特点。老师可以提供有关细菌的背景信息。

3. 实验2——病毒的观察:类似于实验1,但这次学生将观察病毒标本。学生将了解到病毒的微小尺寸和不同寄主。

4. 实验3——真菌的观察:学生将观察真菌标本,如霉菌或酵母菌。可以讨论真菌在自然界中的作用以及一些真菌的有益用途。

5. 实验4——寄生虫的观察:学生观察寄生虫标本,了解它们如何寄生在其他生物体内。这也是一个机会,讨论一些寄生虫传播的疾病。

6. 小组讨论:学生回到小组,分享他们的观察和所得的知识。可以讨论每种病原微生物的特点以及如何预防相关感染。

7. 总结和反思:老师带领学生总结所学,并提出问题,鼓励学生思考如何在日常生活中应用这些知识。

学习效果:通过实验和小组讨论,学生将亲身体验并深入了解不同类型的病原微生物。这种互动的学习方式有助于提高他们的兴趣,同时培养了科学实验和团队合作的技能。

活动设计案例二

活动主题:病原微生物大冒险

活动形式:游戏化探索活动

情景设定:参与者将进入一个虚拟的冒险世界,面对不同类型的病原微生物,如何防止感染。

步骤:

1. 角色扮演:参与者将被介绍为"抗病大侠",每个人都有自己的虚拟冒险角色。教师将为每个人分配虚拟任务,以了解不同病原微生物。

2. 冒险关卡1——病原微生物的世界:参与者进入第一个虚拟关卡,在这里他们将面对一种特定类型的病原微生物,如细菌。他们需要通过解谜、收集信息和回答问题来学习这类微生物的特点和传播方式。

3. 冒险关卡2——防控任务:在第二个关卡,参与者将学习如何预防感染。他们需要选择正确的装备和防护措施,并应用于特定情境中,以确保不被感染。

4. 冒险关卡3——病原微生物对抗:这个关卡将参与者带入对抗模式,他们需要应对感染风险,同时阻止病原微生物的传播。这可以是一场虚拟战斗或任务。

5. 总结和奖励:教师将总结学到的知识,回顾冒险中的成就,并为每位"抗病大侠"颁发奖励。

这个游戏化的学习活动将参与者带入一个有趣的冒险世界,让他们在实际行动中学习关于病原微生物的知识。通过互动和角色扮演,他们将更好地理解病原微生物学的基本概念,并掌握防控病原微生物传播的实际技能。

活动评价

一、病原微生物基础知识测试

问题1:简要解释什么是病原微生物?

问题2：列举细菌、病毒、真菌三种病原微生物的传播途径。

问题3：描述引起足癣的微生物是什么？提供防控措施。

二、活动拓展

1. 任务描述　前往某美容会所，观察卫生状况并识别是否存在潜在的病原微生物传播风险。

2. 结果反馈

（1）一次性用品使用情况：评估美容会所是否正确使用一次性用品，如剃须刀、指甲刀等。是否发现未经消毒的一次性用品。

（2）环境设备清洁：检查各项设备和工作台的清洁情况，包括前台、美容小推车、美容床等。是否发现卫生状况不佳的地方。

（3）个人防护：观察美容师是否采取适当的个人防护措施，如戴手套、口罩等。是否有个人防护不当的情况。

（4）建议：基于观察发现，提出改进建议，包括改进卫生措施、加强一次性用品管理、加强员工培训等。

（林　蕾　赵海燕）

学习活动四　传染病认知

学习目标

1. 理解传染病的定义,能够清晰描述其基本特征。

2. 掌握常见传染病的特点,包括典型症状、病原体类型等。

3. 区分不同传染病的传播途径,包括但不限于飞沫传播、空气传播和粪口传播。

4. 辨识美容领域中常见的传染病,分析感染的潜在风险,进而意识到卫生法规和标准在美容行业中的关键作用。

5. 具备社会责任感,能够解释传染病对个人和社会的威胁,明白预防传染病传播对保护自己和他人的健康及降低感染风险的重要性。

问题导入

美容与健康息息相关,但你是否考虑过在美容过程中潜藏的健康风险,如传染病传播?传染病可能在公共场所悄然传播,我们需要确保健康的同时也能保持美丽,远离感染风险。通过了解常见传染病,你将学会如何降低感染风险,更好地保护自己和顾客的健康,确保美容过程既安全又美丽。

知识储备

传染病是一类影响人类健康和社会稳定的重要问题。加强公共场所卫生管理是预防交叉感染和传染病传播的重要措施之一。以确保工作场所的安全,特别是在皮肤护理和化妆过程中,美容从业者的传染病认知对于提供高质量、安全的美容服务至关重要。

一、传染病的相关概念

1. 感染　感染是指病原微生物侵入动物机体,并在一定的部位定居、生长、繁殖,进而引起机体一系列病理反应的过程。

2. 传染病　传染病是指由各种病原体引起的能在人与人、动物与动物或人与动物之间经过各种途径相互传播的一类疾病。病原体中大部分是微生物，小部分为寄生虫，寄生虫引起者又称寄生虫病。传染病属于感染性疾病。

3. 传染源　传染源是指体内有病原体生存、繁殖，并能将病原体排出的人或动物，包括传染病患者、病原携带者和受感染的动物。其中，患传染病的病人是重要的传染源，其体内有大量的病原体。

4. 传播途径　病原体离开传染源后到达另一个易感宿主的途径称为传播途径。传播途径分为飞沫传播、空气传播、水源传播、直接接触传播等。

5. 易感人群　易感人群通常是指那些对特定传染病没有免疫力或免疫力较低的人，容易受到感染。这些人可能没有接种相应的疫苗或抗体，或者由于其他因素，如年龄或健康状况，而更容易感染。

6. 传染性　传染性是传染病与其他疾病类别的主要区别，指的是病原体具备通过多种途径传播给他人的能力。传染病患者在具体时间段内表现出传染性，该时期称为传染期。病原体从宿主排出体外，并通过特定途径传播至新的易感染者体内，呈现一定的传染性。传播强度取决于病原体的种类、数量、毒力以及易感人群的免疫状态等因素。

二、传染病的基本特征

1. 有病原体　每种传染病都有特异性的病原体，这些病原体可以是微生物，如细菌、病毒，也可以是寄生虫。病原体是引发传染病的根本原因。

2. 有传染性　传染病与其他感染性疾病的主要区别在于传染性，这意味着感染者可以通过某种途径将病原体传播给他人，因此需要采取隔离来阻断传播。

3. 有流行病学特征　传染病的流行需要三个基本条件，包括传染源、传播途径和易感人群。只有具备这三个基本条件，传染病才能传染和流行。按传染病流行病过程的强度和广度分为以下几种。

（1）散发：是指传染病在人群中散在发生。

（2）流行：是指某一地区或某一单位，在某一时期内，某种传染病的发病率，超过了历年同期的发病水平。

（3）大流行：指某种传染病在一个短时期内迅速传播、蔓延，超过了一般的流行强度；

（4）暴发：指某一局部地区或单位，在短期内突然出现众多的同一种疾病的病人。

4. 有地方性　某些传染病或寄生虫病，其中间宿主受地理条件、气候条件变化的影响，常局限于一定的地理范围内发生，如虫媒传染病、自然疫源性疾病。

5. 有季节性　指传染病的发病率，在年度内有季节性升高。这与温度、湿度的改变有关。

6. 有免疫性　在正常情况下，免疫功能正常的人在接触传染病原体之后，会产生特异性免疫反应，包括产生特定的抗体。这些抗体分为两类：一类具有保护性作用，有可能阻止二次感染，例如乙肝表面抗体；另一类抗体虽不具备保护性，却作为该疾病的诊断依据，如艾滋病抗体。

不同传染病康复后免疫状态各异,有的传染病康复后,人体对相同传染病病原体产生免疫,即不再感染。而有的可能再次感染。再次感染可分为以下几种:

(1) 再感染:在完全康复后,经过一定时间后,再次被同一种病原体感染。

(2) 重复感染:在疾病发病过程中,被同一种病原体再次侵袭导致感染。血吸虫病、丝虫病、疟疾是最为常见的例子。

(3) 复发:发病过程已进入恢复期或接近痊愈时,病原体再次出现并繁殖,导致原有症状再次出现。伤寒是一个典型的例子。

(4) 再燃:临床症状已缓解,但体温尚未恢复正常,而后又复苏上升、症状略见加重。这种情况多见于伤寒。

这些感染现象说明了免疫状态的复杂性,不同的传染病在康复后可能表现出不同的免疫特征。

7. 具有潜伏期 传染病通常具有潜伏期,即患者在感染病原体后出现症状之前的时间段。在潜伏期内,感染者可能不具备明显的症状,但仍然可以传播病原体,增加了疾病的传播风险。

三、传染病感染类型及表现

1. 感染类型

(1) 首发感染:人体初次被某种病原体感染。有些传染病很少出现再次感染,如麻疹,水痘,流行性腮腺炎等。

(2) 重复感染:人体在被某一病原体感染的基础上再次被同一种病原体感染。常见于血吸虫病和钩虫病等。

(3) 混合感染:人体同时被两种或两种以上的病原体感染。较少见。

(4) 重叠感染:人体在被一种病原体感染的基础上再被另外的病原体感染。临床上较为普遍,例如慢性乙型肝炎病毒感染重叠戊型肝炎病毒感染。

(5) 继发感染:在重叠感染中,发生于原发感染后的其他病原体感染。如病毒性肝炎继发细菌,真菌感染。

2. 感染后的表现

(1) 清除病原体:病原体进入人体后,机体会启动免疫反应以清除病原体,有助于阻止感染的发展,并维护机体的健康状态。这过程涉及非特异性免疫或特异性免疫两种主要类型的免疫反应。

(2) 隐性感染:病原体进入人体后引起机体的特异性免疫应答及轻微的组织损伤,但没有任何症状和体征。

(3) 显性感染:病原体进入人体后引起病理改变和临床表现。

(4) 病原携带状态:病原体与机体处于共生状态。按病原体种类不同分为带病毒者、带菌者、带虫者。按发生时间不同分为健康携带者、恢复期携带者及潜伏期携带者,包括急性与慢性携带者。

（5）潜伏性感染：病原体长期潜伏于机体某些部位，待机会成熟时（如机体免疫功能下降）引起临床表现。

四、传染病流行的基本环节

传染病的传播和流行涉及三个基本环节：传染源、传播途径和易感人群。这三个要素必须同时存在且相互关联，才能引起传染病的传播和流行。如果缺乏其中任何一个环节或者阻断它们之间的相互联系，就会中断流行过程。它们之间的相互作用决定了传染病的发生和传播程度。

1. 传染源的传染性及相关因素　传染源的传染性在病程的不同时期可能会有所不同，这与病种、排出病原体的数量以及病人与周围人群的接触程度和频率有关。例如，大多数传染病病人在有临床症状时通常能排出大量病原体，因此对周围人群构成威胁，是重要的传染源。然而，一些情况例外，如百日咳，病人在卡他期排出较多的病原体，具有很强的传染性，而在痉咳期排出病原体的数量明显减少，传染性逐渐减弱。此外，有些传染病，如乙型肝炎，病人在潜伏期末才具有传染性。

2. 传播途径　传染病的传播途径取决于病原体的特性和感染的性质。传播途径可以分为水平传播和垂直传播。

（1）水平传播：这种传播方式涉及病原体从一个感染者传播给另一个人。水平传播包括直接传播和间接传播。

● 直接传播：包括日常生活接触传播和通过空气、飞沫传播。这是呼吸道疾病的主要传播途径。

● 间接传播：涉及经过病原体污染的物品、水、空气或生物媒介等，如皮肤传染病（手足癣）、肠道传染病（如霍乱）。

（2）垂直传播：垂直传播通常发生在母婴之间，病原体可以通过胎盘和产道传播给新生儿，如乙型肝炎、艾滋病。

3. 易感人群　易感人群在某种传染病的暴发和传播过程中扮演着关键角色。易感人群包括以下几种：没有接种相应的预防性疫苗的人群、免疫系统功能较低的人群（如患有基础疾病或年龄较大的人）以及相对容易接触传染源的人群（如医护人员、家庭成员和从事动物养殖工作的人群）。

如果某种传染病的易感人群比例较高，那么该传染病更容易暴发和传播，疫情蔓延的可能性也更大。因此，易感人群的特征和数量对于预防和控制传染病至关重要。

以脚癣传染为例，传染源是脚癣感染者，传播途径通常是通过直接皮肤接触或间接接触（最常见的是拖鞋赤脚混穿）。易感人群广泛存在，大多数人都容易受到感染，因为他们普遍缺乏对脚癣的特异性免疫防御能力，这意味着即使曾经感染脚癣并治愈的人也可能再次感染。

五、传染病流行三要素之间的关系

1. 传染源和传播途径　传染源通过传播途径将病原体释放到环境中,传播途径可以是直接的(如飞沫传播或接触传播),也可以是间接的(如空气传播或水源传播)。传播途径决定了传染源释放的病原体如何到达潜在的易感人群。

2. 传播途径和易感人群　不同的传染病通过不同的传播途径传播,而易感人群的特征决定了哪些人更容易受到感染。例如,飞沫传播途径通常影响与感染源近距离接触的人,而空气传播途径可能会影响更广泛范围的人群。易感人群的免疫状态和生活方式也会影响他们是否容易感染。

3. 传染源、传播途径和易感人群的相互作用　只有当传染源释放病原体,传播途径传送病原体,且易感人群暴露于病原体时,传染病才会传播。如果其中任何一个要素缺失或减弱,传播就会受到限制或停止(图1-4-1)。

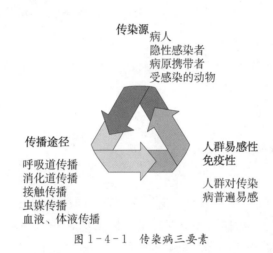

图1-4-1　传染病三要素

因此,在预防和控制传染病流行中,理解并干预这三个要素之间的关系至关重要。措施包括隔离传染源、切断传播途径、提高易感人群的免疫力,以减少传染病的传播风险和流行。

六、常见传染病感染的风险

在公共场所,存在一些传染病感染的潜在风险,这些风险主要涉及疾病传播的途径和接触表面。以下是一些可能的风险。

1. 皮肤传染病　在美容服务中,常使用公共用品和设备,如毛巾、拖鞋、床单、仪器等。如果这些公共用品和设备未经严格卫生处理,可能导致皮肤传染病的传播,如疖病、疥疮、病毒性疣、真菌感染等。

2. 眼部感染　文眼线、睫毛延长等眼部美容服务如果不严格卫生操作,可能引发眼部感染,如结膜炎或角膜炎。

3. 血液传播的疾病　一些美容项目(如文眉、针清痤疮、耳洞穿孔等)可能触及血液,如果器具未经过严格的消毒和无菌处理,可能传播血液传染病,如乙肝、丙肝、HIV 等。

4. 呼吸道传染病　在美容服务中,顾客和工作人员之间有较长时间的密切接触,特别是在空气流通不良的环境中,可能增加呼吸道传染病(如流感、感冒)的传播风险。

为减少这些风险,美容场所应当严格遵守卫生规定和安全措施,包括但不限于消毒器具、使用一次性用品、保持环境清洁、定期培训员工等。

活动设计与实施

为提高学习者对传染病的认知水平,可设计多种形式和主题的学习活动,使学习过程更加生动有趣,以下是一些具体形式和主题的建议。

一、案例分析

(1) 主题:传染病风险管理。

(2) 活动:分组角色扮演,模拟美容中心员工,如美容师、卫生主管和顾客。参与者选取某个常见传染病案例(如足癣、扁平疣等),进行案例分析和讨论。目标是确定有效地降低感染或预防传染病传播风险的方法和途径,包括卫生措施和感染控制方法。

二、互动模拟游戏

(1) 主题:传染病疫情控制。

(2) 活动:创建一个互动模拟游戏,参与者扮演不同角色,如美容中心的店长、美容师和清洁人员等。在模拟环境中,面对常见传染病的风险情景,如呼吸道传染病。参与者将参与感染源筛查和追踪、清洁卫生、顾客管理等疫情防控宣传活动,以更好地理解美容中心预防传染病传播的方法和措施。

三、情景分析和小组讨论

(1) 主题:传染病的预防。

(2) 内容:提供不同情境(如美容护理操作、美容咨询)和病例(如流感、艾滋病、皮肤传染病等),将参与者分成小组,每个小组讨论一种常见传染病的预防措施,以降低传染病在美容服务领域的传播风险。随后,每个小组分享他们的讨论结果和建议。

四、传染病认知问答竞赛

(1) 主题:传染病的预防。

(2) 内容:组织一个问答竞赛,测试参与者关于传染病的知识。设置不同难度级别的问题,以鼓励积极参与和学习。问答竞赛,可以使用在线投票系统或纸质问答。

五、视频观看和讨论

（1）主题：公共场所常见传染病案例。

（2）活动：观看公共场所（如餐饮、酒店）常见传染病案例（如皮肤感染、呼吸道感染等）的视频。之后，进行小组讨论，探讨这些案例对公共卫生的影响和教训，以及如何预防和控制传染病在美容服务业中的传播。

六、虚拟实验室

（1）主题：病原体传播途径。

（2）活动：使用虚拟实验室平台，模拟不同传染病的病原体传播途径。参与者可以通过实验和模拟观察来理解传播机制。

七、视觉图表解读

（1）主题：传染病统计数据。

（2）活动：展示传染病统计数据的可视化图表和图形，参与者需要解读和分析这些数据，以了解传染病的流行趋势。

通过这些学习活动，让学习者更好地理解传染病，提高工作场所的卫生水平，确保顾客和员工的健康和安全。以下是一个学习主题的活动设计及实施案例。

学习活动设计案例

活动主题：传染病传播三要素的角色扮演。

活动目标：帮助参与者理解传染病传播的基本概念，特别是传染源、传播途径和易感人群之间的相互关系。

材料准备：

模拟传染病案例（可以自行设计或使用真实案例）、分组标签、角色扮演道具（可选）、讨论表格或工作表。

活动步骤：

步骤1：介绍活动和目标。

主持人简要介绍活动的目标和内容，解释传播三要素的重要性。

步骤2：分组和角色分配。

将参与者分成小组，每个小组代表一个不同的传染病案例。为每个小组分配一个传染源、一种传播途径和若干个易感人群的角色。分发分组标签。

步骤3：角色扮演。

每个小组在指定的传染病案例下，进行角色扮演。参与者需要扮演传染源、易感人群,模拟传染过程,包括传染源释放病原体、传播途径、易感人群感染等。可以使用道具或图片来增强角色扮演的真实感。

步骤4:讨论和反馈。

每个小组讨论他们的角色扮演体验,分享传染病传播的具体过程以及传染源、传播途径和易感人群之间的关系。

主持人引导全体参与者讨论,以便分享不同传染病案例的观点和经验。

步骤5:总结和知识回顾。

主持人总结传播三要素的重要性,强调它们如何共同影响传染病的传播。

回顾活动中学到的关键知识点,鼓励参与者提出问题和讨论不清楚的概念。

步骤6:行动计划制订。

参与者在小组内制订传染病防控的行动计划,讨论如何预防传染病传播,包括个人卫生、环境卫生、公共用品清洁与消毒等措施。

步骤7:总结和反馈。

主持人总结活动,强调传播三要素的重要性,感谢参与者的参与和贡献。

收集参与者的反馈,以了解他们对活动的看法和学到的内容。

通过这个活动,参与者将通过亲身经历角色扮演,更深入地理解传染病的传播机制和传播三要素之间的关系,提高传染病认知水平。

活动评价

1. 传染病的三大基本要素是什么?请简要解释它们之间的关系。

2. 在美容服务中,如果不严格执行卫生管理制度,可能有感染哪些传染病的潜在风险?

3. 某美容中心接待一位有足癣的顾客,应如何应对避免交叉感染,分析引起交叉感染可能的传播途径和原因。

4. 近期流感高发季节,假设你是一家美容中心的卫生主管,有一名顾客出现呼吸道传染病症状,而且你担心其他顾客和员工可能受到感染的风险。请分析可能的传播途径,如何减少流感传播的风险。

(林 蕾 赵海燕)

学习活动五　常见传染病预防

学习目标

1. 掌握与美容行业相关的卫生法规和政策。
2. 能够识别并评估潜在传染病传播风险,实施相应的预防措施。
3. 严格遵守卫生管理法规,保持工作中的清洁和卫生,符合要求。
4. 积极传播预防传染病的知识,提高顾客的卫生意识和传染病防护意识。

问题导入

传染病的威胁不可小觑,无论在战争年代还是在和平时期,预防和控制传染病都至关重要。公共场所是传染病传播的主要途径,也是防控的关键所在。美容从业者尤其需要深刻了解如何有效预防常见传染病。当美容师出现发热、咳嗽等症状时,应如何应对?是否应该继续工作?带病上班可能潜藏哪些风险?在了解传染病流行的基本环节后,深入学习如何预防传染病传播,不仅有助于提高对传染病的防范意识,也更好地保护个人和顾客的健康。

知识储备

美容涉及直接接触顾客的皮肤和身体,存在传染病传播的潜在风险。采取正确的预防措施是确保美容业务安全和可持续性的关键因素。

一、预防传染病的意义

传染病预防在美容行业或美容领域具有重要意义,这不仅关系到顾客的健康与安全,还关系到美容从业者自身的健康。

1. 法律规定和合规要求　美容行业要遵守相关法律法规和卫生标准,要求美容行业从业者采取一定的传染病预防措施。不遵守相关法规和要求可能引致一些行政处罚(如罚款、停业整改)和法律纠纷。

2. 防止疾病传播 美容服务涉及与顾客的皮肤直接接触,也可能涉及共用工具,如皮肤护理、美甲服务等。如果不遵循卫生规范,这些服务可能成为传染病传播的途径,也可能导致一定范围的疫情传播。这不仅会影响顾客和从业者,还会引发社会不良反应,影响美容服务行业的口碑。传染病的预防措施,可以避免这种情况的发生。

3. 保护顾客的健康 美容服务通常涉及与顾客密切接触,如美容护理、指甲护理等。如果不采取必要的传染病预防措施,可能会传播各种疾病,如皮肤感染、眼部感染、病毒性感染等。美容从业者必须确保工作环境和工具的清洁和卫生,以减少传播疾病的风险。

4. 保护从业者自身的健康 美容行业的从业者也需要保护自己的健康。他们可能会与多位顾客接触,因此,必须采取措施来降低感染传染病的风险。这包括使用个人防护装备、定期体检和接种疫苗(如果有适用的疫苗)。

5. 建立信任和口碑 美容行业是一个口碑至上的行业,顾客通常会参考评价和推荐来选择美容服务提供商。遵守传染病预防措施,美容从业者可以建立良好的信誉,赢得顾客的信任,使他们感到放心,并愿意再次光顾。

二、传染病预防的重要措施

传染病会对健康造成巨大威胁,采取有效的预防措施有助于降低疾病传播的风险。保护顾客和从业者的健康,建立良好的口碑,创造一个更安全、更卫生的美容环境,并确保经营合法合规,使美容服务成为可信赖的选择。

1. 控制传染源(消灭病原体) 这是预防传染病最有效的方式。对病人应做到早发现、早诊断、早报告、早隔离、早治疗。

(1)卫生设施和器具的维护:确保美容工具、设备和器具保持清洁和进行定期消毒,包括剪刀、梳子、美容设备等。建议尽量使用一次性或易清洁的工具,以最大限度减少交叉感染的风险。

(2)工作人员健康监测:定期检查美容师和工作人员的健康状况,确保他们没有传染病或携带病原体。员工应定期进行健康体检,如出现传染病症状或确认感染,应立即停止工作并隔离,以防止传播给其他人。

(3)顾客健康筛查:在预约或服务开始前,要求顾客提供健康状况信息,如测体温和相关传染病症状的询问。如果顾客有相关症状,建议推迟服务。然而,如果事前是未知传染源,一旦确定为传染源后,需要及时采取高效的措施控制传染源,以保证传染源不会继续将病原体向顾客或易感人群播散。

2. 切断传播途径

(1)手卫生:强调勤洗手,特别是在接触传染源后,以减少通过手传播的风险。美容师在接触顾客前后应使用肥皂和温水彻底洗手,或者使用含酒精的手部消毒剂。

(2)使用防护措施:美容师应佩戴适当的个人防护装备,如口罩、手套、护目镜等面部防护装备,以有效阻断飞沫传播的风险。

（3）清洁和消毒：定期清洁和消毒常用物品和表面、工作区、工具和设备，遵循相关的卫生和消毒指南。确保使用有效的消毒剂，如酒精或次氯酸钠，以降低传播途径的污染。

（4）定期通风：呼吸道传染病通过痰和呼出的空气污染环境，通风和空气消毒至关重要；在封闭的环境中（如房间）定期开窗通风，以提高空气质量。

3．保护易感人群

（1）健康教育：向员工和顾客提供传染病预防的健康教育，包括卫生习惯和防护措施。如正确的手卫生、咳嗽和打喷嚏礼仪，以及感染症状的认知。

（2）社交距离：尽量保持员工和顾客之间的社交距离，合理安排工作区和等候区，以减少密切接触的机会。

（3）预约管理：有效管理顾客预约，避免人员聚集。建议顾客提前预约，并限制等候区的人数，以降低传播风险。

（4）疫苗接种：鼓励易感人群接受必要的疫苗接种，以增强免疫力。

（5）个人防护：引导易感人群采取个人防护措施，如佩戴口罩和手套。

这些措施可以减少传染病的传播，确保员工和顾客的安全。根据不同的传染病防治方法和地区相关法规，具体的预防措施可能会有所不同，因此始终需要密切关注最新的公共卫生指南和相关规定。

三、影响传染病流行的因素

传染源、传播途径和易感人群构成传染病流行的可能条件，而传染病的发生和流行程度受到自然环境和社会环境因素的影响。

1．自然环境因素　自然环境因素包括地理环境和气候条件等。某些地区的地理环境和气候条件可能促进病原体、媒介昆虫和动物宿主的生长和活动，从而增加传染病流行的风险。例如，气温、湿度和降雨量与疟疾、流行性乙型脑炎的流行密切相关。

2．社会环境因素　对于传染性疾病，尽管现代医疗已经提供了高效的预防疫苗和治疗方法，但人口流动性和交通便利性等因素使传染病的传播变得更为容易。社会环境因素涵盖了广泛的各个方面，包括生产、生活条件、医疗卫生水平、文化水平、人口密度、风俗习惯、生活方式、人口流动、职业、社会制度等。比如食用未经熟制的鱼、肉、蟹等可能引起的寄生虫病或感染性疾病，反映了社会环境对传染病流行的影响。

四、美容卫生管理措施

美容场所通常是封闭、清洁、温馨、舒适，并能够让客人得到充分放松的室内环境。由于人体感染病原体后不一定会发病，有可能成为"健康"带菌者，成为潜在的传染源。不能仅凭物品表面的外观清洁程度而忽略卫生消毒工作。相反，由于人与人之间的密切接触和公共用物的重复使用，更需要高度重视卫生管理，以有效预防病原体的传播，确保美容服务环境的安全与卫生。

1．主要措施

（1）建立卫生管理制度：卫生管理是传染病预防措施实施的基础，因此，首要任务是建立卫生管理制度,确保卫生标准和流程的严格执行,包括工具、工作区和洗手程序的卫生标准及维护。

(2)员工培训:以确保员工掌握传染病的预防措施和卫生规范。通过培训让员工具备传染病的基本知识和基本技能,能够有效执行卫生标准和流程。

(3)使用一次性用品:使用一次性用品,如毛巾、手套、头套等,是降低交叉感染风险的基本措施。

(4)健康筛查:定期进行员工健康检查,对预约顾客在到店前进行筛查,有助于及早识别潜在感染源。

(5)严格遵守法规和卫生措施:遵循当地卫生管理和安全法规,确保业务合法运营。

(6)维护清洁和消毒记录:详细记录清洁和消毒相关信息,以便有关清洁和消毒的有效性和合规性,对不合规的情况及时纠正。

2. 应急措施

(1)应急计划落实:根据有关部门要求,建立并实施应对传染病暴发或大流行的应急计划,包括隔离患者、暂停服务和通知卫生部门。这是应对紧急情况的首要措施。

(2)暂停营业:根据卫生部门的建议,暂时关闭门店以控制传染病传播,同时加强清洁和消毒措施,以迅速遏制传染源。

(3)保护员工:提供员工必要的个人防护装备,确保他们在与传染源接触时能够遵守卫生管理措施。

(4)顾客沟通:积极与顾客沟通卫生措施,消除顾客的疑虑,传达关于预防措施的安全信息。

(5)识别高风险区域:对工作区域进行评估,明确定位潜在的高风险区域,并采取应对的卫生措施。

(6)维持业务持续性:为确保业务的正常运转,积极探索线上服务或其他替代方式;制定应对措施,以保障业务在紧急事件结束后能顺利恢复。

3. 传染病预防案例　具体的防控措施要考虑不同类传染病的风险和感染途径,采取应对措施,以确保预防工作与风险相对应,同时关注安全性和有效性。

🐾案例一

呼吸道传染病预防

1. 风险分析　呼吸道传染病主要通过飞沫传播,如咳嗽或打喷嚏时释放的病毒颗粒。

2. 防控措施

(1)空气消毒:使用高效空气净化系统,特别是在封闭空间中,以减少空气中的病原体浓度。

（2）面部防护：美容师应佩戴 N95 口罩或类似的面部防护装备，以有效阻挡飞沫传播。

（3）清洁和消毒：每日清洁和消毒所有表面，特别是公共区域，如等候室、洗手间和工作区。使用合适的空气消毒剂或物理消毒法，确保房间内的所有表面都彻底清洁和消毒，没有病毒残留。

（4）定期通风：保持房间、工作区和等候室的良好通风，以减少空气中病原体的浓度。

（5）社交距离：尽量减少美容过程中与顾客的面对面接触，并合理安排工作区，以减少亲密接触的机会。

（6）健康筛查：实施健康筛查，包括检查员工和顾客的体温和健康症状，以确保没有呼吸道疾病症状（发热、咳嗽等）的人员进入美容场所。

3. 安全性注意　使用合适的消毒剂，确保员工和顾客免受有害化学物质的危害。

4. 有效性提醒　定期更换空气净化系统的滤芯，确保其正常运行，同时按照正确的消毒时间和浓度执行清洁和消毒操作，以有效杀灭病毒。

案例二

血液传播疾病预防

1. 风险分析　血液传播疾病可能通过血液或体液接触传播，比如在美容护理过程中可能出现的微小划痕或皮肤损伤。

乙型肝炎病毒（HBV）、丙型肝炎病毒（HCV）、人类免疫缺陷病毒（HIV）和梅毒螺旋体等可以通过血液传播。这些病毒可通过黏膜或破损的皮肤接触感染，而带有病毒的顾客在一般情况下可能没有明显的症状，难以从外表上辨识出来，然而，他们可以通过以下途径将病毒传播给他人。

（1）被 HBV 污染的器械：如暗疮针、超声波美容仪、电疗仪、多功能仪等，都有传播 HBV 的风险。

（2）密切接触：美容师与顾客进行护理操作过程中有可能受到 HBV 和 HIV 感染，这两种病毒可以通过破损的黏膜进入密切接触者的体内。

（3）美容院重复使用的用品：如床单、杯具、毛巾、浴桶、眉钳（修眉刀）等，如清洁与消毒不规范，存在被 HBV 污染和传播 HBV 的风险。

2. 主要措施

（1）个人防护装备：员工应佩戴手套，并确保手套的完整性，特别是在处理可能带有血液的工具和物品。

（2）工具和设备消毒：除了日常清洁和消毒，应尽量避免被工具划伤外，使用锋利的刀具要特别注意，以减少意外划伤和伤害的风险。

（3）员工培训：强调员工在处理可能与血液接触的工具和物品的安全操作步骤，如切割和修整。

（4）接种疫苗：乙肝疫苗的接种是一项有效的预防措施。服务行业、特殊行业的从业者，包括护士、医生、教师、餐馆服务员、形象设计师和美容师等，通常被要求接种乙肝疫苗，因为 HBV 是一种能够产生疫苗抗体的疾病，接种可以有效降低感染风险。

3. 安全性注意　确保员工能够正确使用手套，并确保刀刃使用的安全性。

4. 有效性提醒　严格执行血液和体液的处理流程，确保所有工具都经过有效的清洁和消毒，避免发生交叉感染。

案例三

皮肤传染病预防

风险分析：皮肤传染病，如疣和癣，可能通过皮肤接触和共用物品传播，如毛巾、拖鞋等。

防控措施：

（1）个人防护装备：员工应佩戴一次性手套，并且一客一更换，以避免交叉感染。

（2）工具和设备消毒：清洁和消毒所有工具和设备，特别是可能与皮肤接触的工具，如剪刀和梳子等。

（3）顾客健康筛查：在服务开始前，询问顾客是否有皮肤感染或症状，如瘙痒、疱疹等。

（4）个人卫生：提醒员工保持良好的个人卫生，包括经常洗手，特别是在接触顾客前后。

安全性注意：确保员工正确佩戴手套，并使用一次性手套，以降低感染风险。

有效性提醒：认真辨别皮肤感染性疾病的症状，避免交叉感染，确保有效的预防。

知识链接：常见皮肤传染病

1. 扁平疣　又称青年扁平疣，多见于青年人，为病毒引起的一种皮肤病。其特点为淡褐色、米粒大小扁平丘疹，表面光滑，具有光泽，可单发或密集分布。常见于面部、手背等部位。病程缓慢，一般无自觉症状，或稍痒，经数月后或数年自行消退，愈后不留疤痕。

2. 寻常疣　又称瘊子,是一种由病毒引起的常见皮肤病。表现为大小不等的圆形或椭圆形乳头状隆起,质地较硬,表面粗糙不平,颜色可呈灰白色、淡褐色、黄褐色等,多发于手指、手背、足缘、面部等部位。初期常为一个,逐渐增多。

3. 传染性软疣　又称水瘊子,是由病毒引起的一种皮肤传染病。可接触传染,也可自身接种传染。表现为淡白色或皮肤色半球小丘疹,表面有蜡样光泽,中央略凹陷呈脐窝状。挤破皮疹,其内有白色乳酪样小栓块,具有传染性。常伴随明显瘙痒感。抓破后易传传播至身体其他部位。可发生在身体任何部位,治愈后不留疤痕。

4. 疥疮　多为夜间瘙痒明显,为淡红色丘疹和丘疱疹,常见于手指间、手腕、肘窝、腋窝、胸、背、腰、腹部、大腿根部、臀部、阴部,但不侵犯头部、面部。当我们发现顾客指间及身上有以上皮疹时,应特别注意。

5. 手足癣　手足癣是一种发生在掌、跖与指、趾间皮肤的浅部真菌感染。致病菌主要包括有红色毛癣菌、须癣毛癣菌和絮状表皮癣菌。足癣俗称"香港脚"或脚气,为一种喜欢潮湿温暖环境的真菌引起的感染。夏季天热多汗,穿胶鞋、尼龙袜者更易感染;这是一种接触传染病,可通过共用毛巾、拖鞋及澡盆等途径传播。

活动设计与实施

一、活动主题

传染性皮肤传染病辨识。

二、活动目标

通过本次学习活动,参与者将学习如何识别传染性皮肤病的特征,包括不同皮损的区别,以提高对皮肤病的认知和应对能力。

三、活动形式

问题讨论、角色扮演、案例分析、操作演示等多种互动方式。

四、活动组织

1. 步骤1:引入主题

主持人将以生动的案例描述和示意图启发参与者自由提问和积极参与讨论,如皮肤传染病的传播途径、常见病原体等。

注意事项:主持人需确保讲解内容简明易懂,适应不同参与者的知识水平。

2. 步骤 2：观察图片

主持人呈现一系列不同类型的皮损图片，鼓励参与者仔细观察、辨认不同类型皮肤损害的特点，如水疱（带状疱疹）、丘疹（寻常疣）、糜烂（脚癣）、风团（荨麻疹）等（不同类型皮肤损害请扫描二维码）。

不同类型
皮肤损害

注意事项：主持人须确保提供清晰的图片和案例描述，以帮助参与者明确了解每种损害的特征。

3. 步骤 3：小组讨论

参与者分组讨论不同类型皮肤损害的特点，通过图片或文字描述认识每种皮损特征，并正确描述。

注意事项：主持人应确保小组互动积极，推动深入讨论。

4. 步骤 4：案例分析

主持人提供真实的案例，参与者分成小组深入分析这些案例，辨认可能涉及的传染性皮肤病，并讨论应采取的具体措施。

注意事项：主持人须确保案例讨论深入，并指导参与者正确分析案例。

5. 步骤 5：操作示范

主持人进行皮肤检查操作演示，包括观察和触摸技巧。参与者注意观看操作演示，理解方法要领并进行模仿。

注意事项：主持人须确保示范过程清晰可见，方便参与者理解和模仿。

6. 步骤 6：效果评估

在活动结束后，参与者将填写调查问卷，评估他们的学习成果，包括对不同类型的皮肤损害的准确识别和传染性皮肤病特征的准确描述。

注意事项：关注参与者的反馈意见，包括对活动内容的理解程度、活动满意度和学习体验的改进建议等。以便更好地了解学习活动的亮点和不足之处，进而改进和优化活动方案。

五、实施建议

（1）提前准备足够的图片和案例来展示和讨论。

（2）鼓励参与者积极参与和提问，以便更好地理解课程内容。

（3）提供参与者进一步学习的资源，如在线手册或文献。

（4）确保示范过程清晰可见，以便参与者能够掌握正确的技巧和方法。

通过这次学习活动，参与者将获得具体的技能和知识，深入了解传染性皮肤病的潜在风险，提高对皮肤疾病的识别和防控应对能力。有助于早期诊断和有效预防传染性皮肤病的传播，进而维护个人和顾客的健康。

活动评价

1. 列举一种在美容领域风险较高的传染病，说明其传播途径以及采取哪些措施可以降低传播风险。

2. 在美容领域如何通过清洁和消毒措施来降低传染病传播风险？

3. 以呼吸道传染病为例，列出至少三种应急措施，用以应对传染病暴发或大流行时的紧急情况。

4. 正值流感高发季节，位于城市中心的一家美容院，每天接待的顾客较多，下午接待了一位有轻微咳嗽、流鼻涕的顾客。美容师小张和该顾客之间有密切的接触。这种情况，应如何安排顾客，采取哪些措施保护美容师和顾客的健康，如何维护门店的正常运营？

（林　蕾　彭亚广）

单元二　卫生管理基础

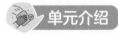
单元介绍

　　美容行业对于清洁与消毒的重要性日益突显。保持美容工具、设备和环境的清洁与消毒是保障客户健康与安全的基础。通过本单元的学习,提高从业人员对清洁与消毒的认识和技能水平,为顾客提供优质、放心的美容服务。学习内容主要包括:清洁与消毒的基本概念、国家卫生标准与规定、从业人员卫生健康管理、常用物理消毒及化学消毒方法原理及应用。

学习导航

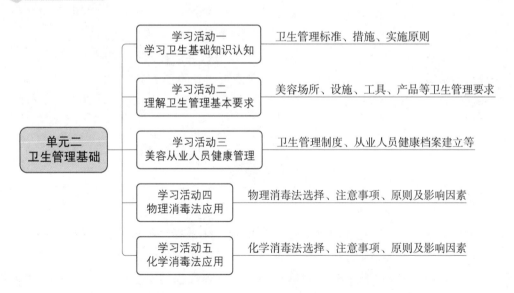

学习活动一　学习卫生基础知识

学习目标

1. 能准确解释清洁、消毒、灭菌和无菌的含义，并区分它们之间的差异。
2. 了解美容行业相关法规和卫生标准，理解并能够严格执行卫生管理要求。
3. 具备正确的卫生观念，对于清洁与消毒的重要性有深刻认识。

问题导入

　　卫生知识是从事美容工作不可或缺的基础。清洁、消毒、灭菌和无菌是保障美容行业和医疗美容领域健康和安全的关键措施。若从业人员不能正确理解和应用这些原理和目的，将会带来巨大的风险和负面后果，影响到顾客和从业人员的健康，甚至涉及法律问题。因此，从业人员和机构都应高度重视并严格遵循清洁与消毒规范，正确应用清洁、消毒、灭菌的知识和技能，确保清洁与消毒工作符合相关标准和规范。在掌握这些关键措施的过程中，了解清洁、消毒、灭菌和无菌的区别及其原理与目的尤为重要。

知识储备

　　以适应美容行业规范化和健康发展的要求，对卫生的标准要求也越来越高，卫生管理更为严格，因此，从事美容工作的首要任务是深入了解清洁与消毒等卫生基础知识，并灵活运用这些知识和卫生措施。这不仅有助于提高美容过程的安全性，同时也能够确保顾客和从业人员的健康。

　　在接下来的学习中，我们将深入了解卫生领域的基本概念、卫生管理标准、卫生管理措施和卫生管理实施原则等内容。这些要素构成了卫生体系的核心，为我们提供了理解卫生管理的基础。通过学习这些基本概念，我们能够更全面地理解并灵活应用卫生管理标准，进一步提高卫生安全水平。

一、基本概念

1. 清洁 清洁是指通过物理或化学手段去除物体表面的污垢、尘埃和可见的污染物，使其变得干净整洁。清洁是基本的卫生措施，可以改善环境卫生，防止疾病传播和交叉感染。

常用方法为清水冲洗→洗涤剂刷洗→清水洗净，适用于墙壁、地面、桌椅、病床的清洁以及物品消毒灭菌前的准备。

2. 消毒 消毒是指使用化学或物理方法杀灭或去除物体表面和环境中、体表、皮肤黏膜以及表浅体腔中的有害微生物（细菌、病毒、真菌等病原体）的过程，以减少传播风险。需要注意的是，消毒并不一定能够杀死含芽孢的细菌或非病原微生物。

消毒常用于非体内的物体表面和环境清洁，如美容工具和设备进行处理，工具、家具、地板等。在每位顾客服务前后，必须对工具进行消毒，防止交叉感染和疾病传播。

3. 灭菌 灭菌是指使用物理或化学方法完全杀死或去除所有微生物，包括细菌、病毒、真菌和孢子等，以确保物体完全无菌。灭菌常用于医疗设备和手术器械等重要物品。手术器械在使用前必须进行严格的灭菌，以确保手术安全和患者的健康。

4. 无菌 无菌是指物体完全没有微生物存在，是一个非常高标准的状态。无菌状态通常在临床手术和医疗操作中要求，在手术前，医护人员必须穿戴无菌手套、口罩等防护用具，以确保手术区域的无菌状态，手术过程不引入新的微生物。

5. 防腐 防止或抑制体外细菌生长繁殖的方法，防止其腐败的处理。细菌一般不死亡。用于防腐的化学药物称防腐剂。

6. 抑菌 用化学或物理方法抑制或妨碍体内或体外细菌的生长繁殖及其活性的过程。常用的抑菌剂为各种抗生素。

7. 抗菌 采用化学或物理方法杀灭细菌或妨碍细菌生长繁殖及其活性的过程。

8. 无菌操作 防止微生物进入人体或物体的操作技术。进行微生物实验、外科手术及医疗技术操作等过程，均须进行严格的无菌操作。

9. 灭菌剂 用于杀灭传播媒介上的微生物使其达到灭菌的制剂。

二、卫生管理标准

我国美容行业的卫生管理标准和要求由多个部门共同制定和监管，其中涵盖卫生健康部门、劳动就业部门以及行业协会等。以下是我国美容行业卫生管理的标准和要求。

1. 美容院卫生管理规范 由卫生健康部门颁布，该规范为美容机构制定了一系列卫生标准。这些标准涵盖设施的清洁与消毒、工具的消毒与灭菌、美容操作过程中的卫生控制、废弃物处理以及员工健康等方面。旨在确保美容机构在卫生方面具备安全保障，提出明确的规定以保障卫生安全。

2. 美容美发从业人员健康管理规定 由劳动就业部门发布，该规定规范了美容美发业从业人员的健康管理要求。其中包括了从业人员入职时的健康检查和定期的健康监测。这些要求旨在确保从业人员保持身体健康,有效预防传染疾病的传播风险。

3. 化妆品卫生标准 美容行业所涉及的化妆品必须符合国家相关法规。针对化妆品生产、销售和使用的各个流程,国家相关部门制定了一系列标准要求。这些标准包括成分的安全性评估、产品质量的严格控制、标签和标识的规定等。确保遵循这些标准,旨在保障化妆品的安全有效使用。

4. 美容院消毒灭菌技术标准 要求所有美容院必须采用符合国家标准的消毒灭菌设备和工艺。这一要求确保所使用的器械和仪器符合卫生要求,有效预防交叉感染的发生。遵循这些标准,美容院能够保障顾客在安全卫生的环境下接受服务。

5. 美容院定期卫生检查 卫生健康部门会定期对美容院进行卫生检查。这样的定期检查有助于确保美容院严格遵守相关的卫生管理标准和法规。通过这些检查,问题能够被及时发现并得到整改,以维护顾客和从业人员的健康安全。

6. 美容行业的法律法规 不同地区和国家都制定了相关的法律法规,以规范美容行业的经营和卫生管理。这些法律法规涵盖了多个方面,包括美容院的经营许可、从业资格认证等,以确保美容行业合法合规经营,同时也提升从业人员的专业素质。

以上这些法律法规的制定旨在保障美容行业的健康与安全,维护顾客的权益。它们也是美容从业者应当遵循的行业准则。由于不同地区具有不同的情况和需求,相应的标准和要求也会有所不同。因此,在具体执行过程中,必须获取当地最新的相关法律法规和行业指南,以确保始终符合最新的要求。这种实践有助于维护行业的诚信和专业水准,同时保护消费者的健康和权益。

三、卫生管理措施

检查和监督措施是卫生管理的重要手段,卫生健康部门是主要的监督管理机构,会定期或不定期对美容机构进行卫生检查,检查内容包括设施与环境卫生、器械和用品的消毒灭菌、个人卫生操作、废弃物处理、顾客健康了解、从业人员健康证明等方面。检查发现问题后,要求及时整改,确保符合相关的卫生管理标准和要求。

1. 检查设施和环境卫生 监督部门定期对美容机构的设施和环境进行检查,确保清洁、消毒和除臭等操作得到有效执行,防止交叉感染。

2. 器械、仪器及用品消毒灭菌审查 监管部门将审查美容机构是否采用符合标准的消毒灭菌设备和方法,以核实器械、仪器及用品的消毒灭菌操作是否符合规定要求。

3. 个人卫生操作评估 监管机构将评估美容从业人员的个人卫生状况,包括但不限于勤洗手、穿戴整洁的工作服和个人防护装备,以确保从业人员严格遵循卫生要求。

4. 废弃物处理合规性审查 监管机构将审查美容机构的废弃物分类与处理情况,以确保废弃物得到适当处理,防止交叉感染和环境污染的发生。

5. 顾客健康状况了解与评估流程审查 监管机构将审查美容机构是否在提供服务前与顾客进行健康状况了解沟通的流程,特别关注其对顾客健康状况的了解程度,以确保所提供的服务安全可靠。

6. 健康证明及定期健康检查核查 监管机构将核实美容从业人员是否持有有效的健康证明,是否按规定定期进行健康检查。此举旨在确保从业人员身体状况良好,有效预防传染病的扩散。

7. 化妆品使用合规性审查 监管机构将核查美容机构是否采用符合国家标准的化妆品,以避免使用过期或伪劣产品,以确保化妆品的安全合规使用。

8. 健康教育与培训考核 监管机构将审核美容机构是否定期组织健康教育和培训活动,以确保从业人员了解最新的卫生管理标准和操作方法,保持其专业知识与技能的更新。

9. 突发疫情应急预案审查 监管机构将评估美容机构是否制定了应对突发疫情的紧急预案,并审查该预案的合理性和有效性。这一措施旨在确保在突发疫情事件下能够迅速应对,以保障顾客和从业人员的安全。

四、卫生管理的实施原则

清洁、消毒、灭菌、无菌是保障美容行业顾客和从业人员健康安全的基本措施。从业人员应深入理解并掌握这些卫生措施,严格遵循卫生管理规范的要求,以确保美容服务环境的卫生安全,有效预防交叉感染,提升服务质量,赢得顾客的信赖。

1. 健康优先 将顾客和从业人员的健康放在首位,确保服务过程中不会对顾客和从业人员的健康造成危害。

2. 预防为主 强调预防为主,通过严格的卫生控制和消毒灭菌操作,预防交叉感染和疾病传播。

3. 严格执行 坚持执行卫生管理的标准和要求,确保每个环节都符合卫生规范,杜绝违规行为。

4. 全面彻底 卫生措施应涵盖各个环节和工具,进行彻底清洁和消毒,保持美容环境和工具表面的清洁,防止污垢和细菌的积累,从而有效地避免病原微生物的传播和感染。

以上这些原则不仅有助于确保美容行业的卫生和健康,也有利于维护顾客的权益和从业人员的职业尊严。通过遵循这些原则,美容行业能够在卫生安全方面表现出专业性和责任感,树立良好的行业声誉。

活动设计与实施

一、确定活动目标和范围

本活动的目标在于提升美容从业人员对卫生管理基础知识的认知水平,提升相关技能,并制定有效的卫生管理标准。同时,需要明确活动的时间、地点以及参与人员范围。

二、团队组建

以卫生知识培训情景,组建多元参与的团队,确保活动的顺利开展。该团队成员包括卫生专家、美容行业从业人员、培训师等不同领域和岗位的专业人员。每位团队成员将承担特定的职责(团队成员的角色可由学校教师、企业导师、学生来扮演)。

三、活动内容设计与实施

1. 认识阶段　①通过简明扼要的方式,介绍清洁、消毒、灭菌的重要性以及这些卫生措施在美容行业中的作用。此阶段旨在提高参与者对卫生管理的整体认识。②通过实际案例,生动呈现卫生管理不到位可能带来的问题,以强调正确卫生管理的不可或缺性。

2. 技能培训阶段　①提供详尽的清洁、消毒、灭菌方法和技巧培训,确保参与者掌握正确操作的实际技能。②进行实际操作演示,让每位参与者亲身操作,纠正潜在错误,确保每个步骤准确无误。

3. 标准制定阶段　①组织分组讨论,积极鼓励参与者讨论和探讨,就卫生管理标准的制定,结合实际情况提出可行性建议。②制定详尽的卫生管理标准流程,包括清洁、消毒、灭菌步骤、频率以及相关设备、材料的合理使用等。

4. 宣传与推广　①开发多种资料,包括宣传海报、小册子、视频等,以传达卫生管理的重要性,以及本次活动的信息。②利用社交媒体平台,发布相关内容,吸引更多人关注和参与。

活动评价

1. 评估活动效果。

(1) 是否能够感知到对卫生管理知识的认识提升以及实际操作技能的增强?

(2) 通过观察实际操作情况,参与者在清洁、消毒和灭菌方面是否正确应用?

(3) 这次活动是否达到了预期的学习目标,帮助参与者更好地理解卫生管理理念?

2. 解释清洁、消毒和灭菌的差异,以及它们在卫生管理中的重要性。

3. 在美容工作中,你会采取哪些预防措施,以防止交叉感染的发生?

4. 如果你发现同事没有遵循标准流程,你会采取什么方式来提醒他们并确保正确的卫生措施得到执行?

5. 举例说明卫生标准的忽视可能导致的交叉感染、顾客健康问题以及所承担的责任。

6. 通过案例,说明为什么要强调严格遵守卫生管理标准,及其可能的后果?

(蔡成功)

学习活动二　理解卫生管理基本要求

学习目标

1. 能够理解并熟悉美容场所卫生管理相关的法律法规和标准,包括卫生要求、设施、设备、消毒等方面的规定。

2. 能够制定适应美容场所的卫生管理计划和流程,包括设定清洁、消毒、灭菌等标准操作程序,并能有效实施。

3. 培养积极的卫生意识和健康观念,理解卫生管理对于员工、顾客和整体经营的重要性。

4. 能够在工作中始终保持高度的责任心、谦虚、耐心和细心的态度。

问题导入

小明是一位有多年美容行业经验的从业者,他决定在小区开设一家美容院。为了节省成本,他在场所选择和装修方面未考虑通风、采光、设施以及产品等卫生要求。然而,这个决定很快让他付出了代价。卫生健康部门对他的美容院进行了一次检查,结果显示他严重违反了卫生管理标准。随后,卫生健康部门责令小明立即停业整顿,以解决这些问题。

这个案例说明了对卫生管理标准不了解和忽视所带来的严重后果。那么,小明在事前应充分了解哪些卫生管理标准,并按标准规划运营美容院,才能避免上述卫生隐患和风险?

知识准备

根据我国卫生管理标准,以确保美容院提供安全、健康、规范的服务,开设美容院需要满足以下基本要求。

美容消毒与卫生管理

一、场所要求

1. 室内设置　美容美发场所应当位于室内,确保服务过程不受外界气候影响,提供稳定环境。

2. 通风与采光　场所必须有良好的通风和采光,以维持空气流通,防止异味积聚。

3. 经营面积　美容场所的经营面积不得小于 30 平方米,美发场所的经营面积不得小于 10 平方米,以确保设施合理布局。

4. 材料选择　场所的地面、墙面和天花板材料应选择无毒、无异味、防水以及不易积垢、易清洁的材质。

二、设施要求

1. 消毒设施　应设置公共用品用具的消毒设施,确保设施、工具等物品的卫生安全。对于经营面积超过 50 平方米的场所,必须设立独立的清洗消毒间,以便在不同区域进行清洗和消毒,确保操作的分隔和卫生的维护。

2. 更衣间　场所应设立从业人员更衣间或更衣柜,以确保从业人员的私人物品有合适的存放空间。同时,根据需要,也可以设置适当数量的顾客更衣区,提供舒适的服务环境(图 2-2-1)。

符合要求的
清洗消毒间

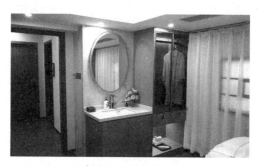

图 2-2-1　更衣间

3. 洗手设施　应提供足够数量的洗手设施,确保从业人员在工作过程中可以随时洗手,保持手部卫生,防止交叉感染。

4. 卫生间　若美容院提供卫生间,应保持卫生,定期清洁,并配备必要的洗手设施、卫生纸等,为从业人员和顾客提供舒适和卫生的环境。

5. 废弃物处理　应设立合适的废弃物分类和储存区域,确保废弃物得到妥善处理,减少交叉感染的风险。

符合要求的
公共卫生间

三、工具要求

1. 消毒灭菌　所有工具必须使用符合标准的消毒灭菌设备和方法进行处理,确保器械、仪器和用品的消毒操作符合规定,以预防可能的传播感染。

2. 工具清洁　工具在使用前后,应进行彻底清洁,去除污垢和残留物,以确保工具表面清洁,并为消毒灭菌创造更有效的环境。

四、卫生管理要求

1. 健康证明和健康检查　所有美容从业人员必须持有健康证明,定期进行健康检查,确保身体健康,预防传染病传播。

2. 个人卫生　从业人员应始终遵守个人卫生操作,包括勤洗手、穿戴整洁工作服和个人防护装备等,以保持良好卫生习惯。

3. 卫生培训　定期组织从业人员参加卫生教育和培训,使其了解最新的卫生标准和操作方法,提升卫生意识和专业素养。

五、产品要求

化妆品使用必须使用符合国家标准的化妆品,避免使用过期或伪劣产品,确保产品的安全性和有效性。

只有严格遵循这些卫生管理规范要求,美容机构的经营才能确保从业人员和顾客的健康安全,维护服务质量和信誉,为持续的经营创造稳固基础。

特别提示　医美机构和美容院在卫生管理方面有着不同的要求,针对其特有的服务性质和医疗操作的风险,需要采取相应的卫生措施和管理措施,以确保顾客和从业人员的健康安全,提供高质量的医疗美容服务。

六、医美机构卫生管理要求

1. 设备消毒灭菌　在医美机构中,严格遵循医疗标准,对医疗设备和工具进行规范的消毒和灭菌操作,以确保在手术和治疗过程中的卫生安全。

2. 洁净环境　手术室、治疗室等医疗区域应维持高度洁净,通过空气净化和灭菌处理,预防细菌感染,为求美者和从业人员创造无菌环境(图2-2-2)。

3. 医疗废物处理　医疗废弃物应按照相关规定进行分类处理,以避免污染和交叉感染的风险,符合医疗废物处理规范,维护环境卫生。

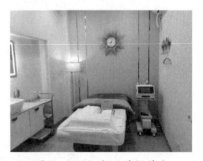

图2-2-2　轻医美操作室

4. 医疗从业人员　从业人员必须具备医疗执业资质,持有合法的从业证书,定期进行健康检查,确保从业人员的身体状况良好,预防潜在的疾病传播。

5. 医疗操作安全　所有医疗操作都必须严格遵循医学原则和规范,确保手术和治疗的安全性和有效性,最大限度地降低手术风险,保障患者安全。

活动设计与实施

一、确定活动目标

本次活动的主旨在于通过详细介绍和深入研讨美容场所、设施、工具、卫生管理和产品方面的要求以及相关的法律法规,确保在美容工作中全面遵守卫生标准。

二、活动内容及实施

1. 场所、设施与工具的要求

(1)美容场所要求:阐述讲解美容场所的卫生要求,包括通风、采光、排水等方面,以保持清洁、卫生的工作环境。

(2)设施卫生要求:详细介绍美容设施的卫生标准,包括洗手设施、储存区域、卫生间等,确保工作环境符合卫生标准。

(3)工具卫生管理:探讨美容工具的卫生管理,涵盖一次性工具的使用和非一次性工具的消毒和灭菌等。

2. 卫生管理与操作要求

(1)卫生管理流程:介绍卫生管理的基本流程,涵盖清洁、消毒、灭菌的操作步骤和频率。

(2)操作要求细解:详细解释清洁、消毒、灭菌等操作的要求和方法,强调操作的准确性对于顾客和员工健康的重要性。

3. 产品卫生要求和法律法规

(1)产品卫生选择:引导学生如何选择卫生合格的产品,如化妆品和美容工具,以避免交叉感染。

(2)法律法规概述:介绍与美容行业相关的卫生管理法律法规,强调依法经营的重要性。

4. 案例分析与活动总结

(1)案例探讨:分享实际案例,深入讨论卫生管理不当可能引发的问题,引发学生对卫生要求的思考。

(2)活动总结:回顾所学内容,学生分享他们对于卫生管理要求的理解和感受。

📄 案例一

卫生检查

某美容美发场所卫生监督管理内容见表 2-2-1。

表 2-2-1 某美容美发场所卫生监督管理表

项目	评审内容	评审标准	结果
卫生管理	1. 卫生许可证	持有有效卫生许可证	
	2. 亮证经营	卫生许可证悬挂在大厅、入口等醒目处	
	3. 卫生信誉度等级公示	信誉度等级标识置于大厅、入口等醒目处	
	4. 卫生管理制度	有卫生管理制度	
		卫生管理制度置于相应岗位的墙上	
	5. 自查记录	有完整自查记录	
		每月至少自查一次	
	6. 卫生管理及人员	有健全的卫生管理组织	
		配备专职或兼职的卫生管理人员	
	7. 体检培训	直接查验顾客服务从业人员持有有效体检、培训证明	
	8. 个人卫生	从业人员有良好个人卫生习惯(如不留长指甲、不涂指甲油、不佩戴饰物等)	
		操作时穿戴洁净工作服	
	9. 检测报告	持有有效公共场所卫生检测评价报告	
	10. 卫生用品管理	客用化妆品、消毒产品等物品有索证	
		索证资料齐全	
		不使用过期产品	
		产品标签标注齐全	
功能间卫生间要求	11. 消毒设施	经营面积 100 m² 以上设立专用密闭消毒间;经营面积 100 m² 以下设清洗、消毒专区	
		消毒间(区)正常使用	
		消毒间(区)面积与接待能力相适应	
		配备消毒所需的水池(化学消毒)、高温消毒设备(物理消毒)(可二选一)	
	12. 染烫发操作间(区)	美容、美发未分别在独立的工作间内操作;经营面积 100 m² 以上设独立的染烫发操作间;经营面积 100 m² 以下设染烫发操作区	
	13. 染烫发排风设施	美发的染烫发操作间(区)有独立排风设施,不与集中空调通风系统相通	

续表

项目	评审内容	评审标准	结果
	14. 消毒间(区)环境	消毒间(区)环境整洁	
		消毒间(区)不存放杂物	
	15. 消毒程序(可二选一)	化学消毒:备有合适的消毒药物、消毒药物配比容器,清洗消毒程序正确	
		物理消毒:清洗消毒程序正确	
	16. 保洁设施	设立公共饮具保洁柜并有明显标识	
		设立棉织品等布草保洁柜并有明显标识	
		保洁柜不存放杂物	
		公共用品用具密闭保洁存放	
	17. 更衣间(柜)	配备从业人员更衣间或更衣柜	
	18. 公共卫生间	有独立机械通风装置	
		无积水、积粪、蚊蝇及异味	
公共用品卫生要求	19. 皮肤传染病顾客专用	配备供患头癣等皮肤传染病顾客使用的专用工具	
		皮肤传染病顾客专用工具单独存放	
		皮肤传染病顾客专用工具有明显标识	
	20. 洗头池、毛巾的配备	洗头池与座位之比不小于1:1	
		美发场所毛巾与座位比不小于3:1	
	21. 脏棉织品收集	配备撤换脏棉织品专用存放容器	
		脏棉织品专用存放容器有明显标识	
	22. 一客一换	客用物品一客一换	
		客用物品更换记录齐全	
	23. 美容操作	操作前清洗、消毒双手	
		操作期间正确佩戴口罩	
通风系统	24. 集中空调通风系统评价报告	具有有效集中空调通风系统卫生学评价报告	
	25. 集中空调档案	有通风管道清洗资料	
		有空气过滤、冷凝盘管、加湿器等设备清洗、消毒记录	
		有开放式冷却塔清洗消毒记录	
		有空调系统工程图	

续表

项目	评审内容	评审标准	结果
26. 机械通风装置		过滤网、过滤器、机房等无积尘	
		冷却塔中冷却水消毒液浓度达标	
		开放式冷却塔设置合理或设置有效隔挡设施	
		新风取风口远离污染源、开放式冷却塔、排风口	

（林　蕾）

案例二

美容手术室卫生管理要求

医美机构的卫生要求十分严格,尤其是在手术室的布局和设施上,都需要遵循严格的标准,以确保医美操作的卫生安全性和有效性（扫描二维码学习）。

手术室 3 区 2 通道

1. 手术室布局　手术室应按照 3 区 2 通道的原则进行布局,包括手术区、辅助区和其他用房区,以及洁净走道和准洁净走道。2 通道方案分为无菌手术通道和非洁净处置通道,分别用于医护人员、病人和洁净物品的供应流线,以及术后手术器械、敷料的污物流线。此外,手术室应设立 3 个出入口,包括病人出入口、工作人员出入口和污物出口,以实现隔离、洁污分流,避免交叉感染。

2. 设备布局与安全　随着科技的发展,手术室内的设备不断增多,对设备布局、安装、配电及用电安全提出更高要求。室内墙角采用弧形结构设计,避免卫生消毒的死角,确保清洁工作的有效性。

3. 通风与废物处理　手术室可能排放有害物质,影响环境卫生。因此,手术室应实现良好的自然通风和机械通风,确保室内空气质量。机械通风排出的废气不得影响其他科室,废水也需要单独排放和处理,避免对其他管道造成污染。

4. 设施要求　医美机构的轻医美设施与洁净程度参照 3 级洁净手术室,确保操作环境的卫生安全。

5. 设备与工具安排　设备的合理布置和电源分配是设备安全使用的基础。手术室常用设备悬挂安装,以减少地面的混乱,提高操作效率。

案例三

不同区域日常清洁与消毒管理

不同区域日常清洁与消毒管理见表2-2-2。

表2-2-2　不同等级的环境污染风险区域的日常清洁与消毒管理(符合 GB15982 要求)

环境污染风险分类	不同环境污染风险区域划分	环境清洁等级分类	方式	频率	标准
低度环境污染风险区域	仪器设备间、办公室、生活区等	清洁级	湿式卫生	1～2次/天	干净、干燥、无尘、无污、无屑、无异味
中度环境污染风险区域	走廊、普通诊室、咨询室、挂号收费处、复苏室、手术患者出入口、患者等候区	卫生级	湿式卫生、可用清洁剂辅助	物表1～2次/天;地面视污染程度决定,不少于2～3次/天	表面细菌菌落总数≤10 cuf/cm²
高度环境污染风险区域	手术室、换药室、门诊手术室、污物间	消毒级	湿式卫生、可用清洁剂辅助;高频接触的环境表面,实施中低水平消毒	接台手术结束后当天手术全部结束后	表面细菌菌落总数≤10 cuf/cm²,不得检出致病微生物

案例四

判定卫生标准(医美机构相关)

(1)洁净手术室的等级标准和监测结果判断标准见表2-2-3。

表2-2-3　洁净手术室的等级标准

等级	手术室名称	沉降法(细菌最大平均浓度)(个/30 min·φ90 皿)		浮游法(细菌最大平均浓度)(个/cm²)		表面最大染菌浓度(个/cm²)
		手术区	周边区	手术区	周边区	
Ⅰ	特别洁净手术室	0.2	0.4	5	10	5
Ⅲ	一般洁净手术室	2	4	75	150	5

注:①细菌浓度是直接所测结果;②整形手术中一般有假体植入的需要Ⅰ级标准,其他大部分是Ⅲ级标准。

（2）各类环境空气、物品表面监测结果判断标准见表2-2-4。

表2-2-4　各类环境空气、物品表面监测结果判断标准

环境类别	空气平均菌落数（cfu/皿）	暴露时间（min）	物体表面平均菌落数（cfu/cm²）
Ⅰ类 所有洁净手术室	要求如上图 符合GB50333标准	30	≤5
Ⅱ类 非洁净手术室	≤4	15	≤5
Ⅲ类 普通住院部	≤4	5	≤10
Ⅳ类 治疗室、换药室等	≤4	5	≤10

注：①门诊手术室一般是非洁净手术室；②整形手术后住院病房需要满足Ⅲ类环境标准；③皮肤整形在医学美容机构的美容注射和光电治疗一般参照Ⅲ类环境标准；④Ⅰ类、Ⅱ类环境物表参照Ⅱ类环境标准；Ⅲ类、Ⅳ类环境物表参照Ⅲ类环境标准。

（3）医务相关人员手卫生标准。

1）卫生手消毒后，手表面的菌落总数≤10 cfu/cm²。

2）外科手消毒后，手表面的菌落总数≤5 cfu/cm²。

活动评价

1. 从小明开店这个案例，说明了不了解和忽视卫生管理标准所带来的严重后果。如果事前充分了解并且遵循哪些卫生管理标准，可避免因此带来的卫生问题和安全隐患？

2. 举例说明美容机构和医美机构中可能会遇到的卫生管理挑战，以及应对这些挑战的方法和措施。

3. 你认为医美机构的洁净环境和设施要求相对于普通美容院有何不同？这些要求如何影响手术和治疗的质量和安全性？

4. 为什么医美机构在设备使用和工具管理方面有更严格的要求？这些要求如何保障患者的安全和医疗操作的有效性？

（张　新）

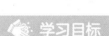

学习目标

1. 理解美容从业人员健康管理、个人卫生健康的重要性以及它们在美容行业中的意义。

2. 深入了解与美容卫生相关的健康风险和安全问题(传染病预防、卫生操作规范)。

3. 熟悉并遵守健康体检的周期和标准。在健康证明到期前及时更新有效的健康证明,保证自身健康状况合格。

4. 能够有效维护个人卫生,树立专业职业形象。

问题导入

某日,卫生监管部门对一家美容机构进行了例行检查。检查人员对所有从业人员的健康档案进行了仔细检查,并逐一核实相关信息。这次检查引发了所有员工的深刻思考,让他们认识到严格的健康管理对于保障美容从业人员的职业素质、服务质量以及提高客户满意度具有重要意义。遵守卫生法律法规不仅是合规要求,更是传递信任的关键途径。因此,所有美容从业人员都有必要了解卫生监管部门关于健康管理方面的要求。接下来,我们将探讨这些要求是什么,以及如何贯彻执行健康管理政策,从而提升行业形象、促进行业发展,确保业务可持续经营。

知识储备

加强美容从业人员健康管理,能够全面提升卫生管理意识和技能水平,确保提供安全卫生的服务。建立制度,确定明确的责任人、详细的操作计划和定期的跟进检查方案,以确保卫生管理在实际操作中得到有效落实。

一、卫生管理制度建立与执行

1. 标准操作流程的建立与执行

(1) 制定详细的操作手册,包括清洁、消毒流程,明确操作步骤和要求。

(2) 对每位从业人员进行培训,确保他们理解并能够正确执行操作流程。

(3) 设立检查制度,定期检查操作流程的执行情况,及时发现问题并进行纠正。

2. 卫生管理岗位的设立与管理

(1) 设立卫生管理岗位,明确职责和权责,能够有效监督和指导卫生操作。

(2) 设置卫生管理岗位的考核指标,根据考核结果进行奖惩,激励卫生管理人员履行职责。

3. 定期培训与考核

(1) 制定培训计划,涵盖卫生知识和操作流程,定期对从业人员进行培训。

(2) 进行考核,确保从业人员掌握卫生要求,不合格者需要补充培训,直到达到标准。

4. 强化设备消毒措施

(1) 制定详细的消毒计划,明确消毒剂种类、使用频率等。

(2) 设立消毒记录,记录每次消毒的时间、地点和操作人员,确保消毒工作跟踪可查。

5. 个人卫生奖惩制度的建立与执行

(1) 制定个人卫生奖惩制度,奖励遵循卫生规范的员工,对违规操作人员进行惩罚。

(2) 公开奖惩结果,激发员工的遵规意识,促进卫生管理的落实。

6. 卫生设施监控的实施

(1) 在关键位置安装监控摄像头,确保卫生操作的实时监测。

(2) 检查摄像头功能,保障监控数据的有效性和准确性。

7. 健康证明要求的执行

(1) 明确健康证明的有效期和要求,告知从业人员。

(2) 定期收集和更新从业人员的健康证明,确保他们的健康状况合格。

8. 顾客满意度调查的开展与改进

(1) 设计调查问卷,涵盖服务质量和卫生管理等方面,定期向顾客发放并收集反馈。

(2) 分析调查结果,针对卫生管理方面的问题,制订改进计划,并让顾客反馈改进效果。

9. 开展内部审核的实施

(1) 定期组织内部审核,检查卫生管理的执行情况。

(2) 由专业人员组成审核小组,对操作流程、消毒记录等进行审核,发现问题及时解决。

10. 示范引导的实践

(1) 经营管理者亲自参与卫生操作,向员工展示正确的操作流程。

(2) 通过示范引导,激发员工的学习兴趣和遵循规范的意识。

二、建立美容从业人员健康档案

建立美容从业人员健康档案是保障从业人员健康管理的关键步骤,这一过程有助于持续追踪个体健康情况,维护个人健康,并为公司提供更有效的从业人员整体健康管理。

1. 个人信息收集　初始阶段,收集每位从业人员的个人信息,包括姓名、性别、年龄、联系方式等。

2. 健康检查记录　详细记录每位从业人员进行健康检查的时间、地点和结果,包括常规体检、传染病筛查等。

3. 健康证明记录　记录每位从业人员获得"健康合格证明"的日期和编号。

4. 健康状况自查记录　记录每位从业人员每天上岗前进行的健康状况自查情况,包括体温、是否出现不适症状等。

5. 疾病情况记录　若从业人员患有危害公共卫生的疾病,详细记录病情、治疗进程以及停工与复工日期。

6. 健康证管理　记录健康证的有效期、发放日期、更新日期。

7. 健康培训记录　记载从业人员接受的卫生健康培训,包括培训主题、时间和内容。

8. 体检记录　定期组织从业人员进行体检,详细记录体检项目、结果以及医生的建议。

9. 应急情况记录　设立应急记录,记录从业人员应对突发情况的方法与措施。

10. 隐私保护措施　采取隐私保护措施,确保个人信息的安全和机密性。

11. 数据管理系统　建立健康档案数据库,可以是电子或纸质形式,以保障信息整理与管理的有序进行。

12. 定期审查更新　定期对健康档案进行审查与更新,以确保信息的准确性和时效性,具体频率按照规定执行。

三、从业人员卫生管理

(1) 所有从业人员(包括临时人员)在上岗前,必须通过健康检查并获得"健康合格证明"方可开始工作,每年需要进行一次复检。

(2) 严禁涂改、伪造"健康合格证明"。

(3) 从业人员如出现发热、咳嗽、咽喉肿痛、腹泻、皮肤感染等可能危害公众健康的症状,应立即停止工作,并接受治疗。痊愈后方可重新上岗。

(4) 当从业人员患有痢疾、伤寒、病毒性肝炎、活动性肺结核、化脓性或渗出性皮肤病,以及其他可能危害公共卫生的疾病(如重症沙眼、急性出血性结膜炎、性病等)时,无论其"健康合格证"是否仍在有效期内,都必须停止工作并接受治疗。只有在治愈并经医生确认后,方可重新从事直接为顾客提供服务的工作。

(5) 公司行政部门负责从业人员健康管理工作,包括统一存档管理从业人员健康证。在健康证过期前,行政部门将及时组织从业人员前往当地合格的卫生体检机构进行健康检查。如发现需要停止工作接受治疗的情况,行政部门将及时安排相应人员离岗,在痊愈后方可重新上岗。

四、制定卫生管理标准(案例)

为有效提高美容环境的卫生水平,降低疾病传播的风险,应当根据卫生管理法规及实际需求,制定相应的卫生标准。这些卫生管理标准旨在为美容从业人员提供规范的卫生操作指南,确保美容环境的清洁、安全,为消费者提供健康、舒适的服务体验。

1. 个人卫生标准

从业人员要保持良好的个人卫生习惯,实行"五勤"原则:勤剪发、勤修甲、勤洗澡、勤换衣,饭前便后、工作前后勤洗手。

不留长指甲,工作时不得涂指甲油及佩戴饰物。在操作过程中,要严格执行洗手和消毒程序,保持工作服整洁干净。

2. 公用饮具管理

公用饮具应实行一客一换一消毒原则,消毒后存放于专用保洁柜内备用。已消毒和未消毒的饮具要分开存放。

保洁柜应保持干净整洁,不得存放其他物品。为了更好地卫生保障,建议采用一次性饮具。不宜在工作区域内用餐或休息,私人物品不宜放置于工作场所。

3. 公共用品卫生管理

毛巾、面巾、床单、被罩、按摩服、美容工具等公共用品应实行一客一换一消毒的原则。

清洗和消毒后的用品要分类存放,确保卫生安全。直接接触顾客毛发、皮肤的美容和美发工具应当一客一消毒,以防交叉感染。

活动设计与实施

一、活动要点

通过活动启动、实践过程到活动效果评估等环节,使美容从业人员在互动和实际操作中全面学习和掌握健康管理的内容,强化他们的健康意识和实际应用能力。

二、活动启动与活动设计

1. 活动目标　了解活动背景、目标和涵盖内容,明确学生的期望和参与动机。

2. 活动介绍　引导学生了解活动目标,强调健康管理在美容工作中的重要性。

3. 学生期望　分组讨论,学生分享他们对于学习活动的期望和个人目标。

4. 活动内容设计　学生一起设计活动的具体内容,确保涵盖制度建立、健康档案建立与管理等关键要点。

三、健康管理实践

1. 活动目标　通过实际操作和互动,让学生深入理解并掌握健康管理的实际应用。

2. 制度建立模拟　学生分组,模拟美容场所的情境,共同制定健康管理制度,包括卫生要求、健康检查等。

3. 健康档案实践　学生了解健康档案建立的流程,每位学生以自己为对象,创建个人健康档案。

4. 卫生管理操作　实际进行卫生管理操作,包括清洁、消毒、灭菌等,通过操作来强化技能。

5. 实践分享与反馈　学生分享实践经验,讨论遇到的挑战和解决方案。

四、效果评估与总结

1. 活动目标　评估学生的学习效果,总结活动成果,展望未来的健康管理实践。

2. 学习效果评估　通过问卷调查、小组讨论等方式,评估学生对健康管理知识和技能的掌握程度。

3. 活动成果展示　每个小组展示其制度建立方案、健康档案和卫生管理实践成果。

4. 未来展望　引导学生思考如何将所学知识和技能应用到实际工作中,形成持续的健康管理实践。

活动评价

1. 你是否了解"健康合格证明"涂改或伪造的后果? 你认为这种严格审查制度对行业的安全性有何作用?

2. 在你患有某些可能危害公共卫生的疾病时,你是否知道需要立即停止工作并接受治疗? 你觉得这样的规定是否有助于保护顾客的健康?

3. 某美容机构最近迎来了一位新入职的美容师小李。作为人力资源部门的负责人,你需要为她建立健康档案,以确保她的工作环境和健康状况得到充分关注和管理。小李的健康档案应该有哪些信息和相关资料。

（黄晓惠　饶丹妮）

学习活动四　物理消毒法应用

学习目标

1. 了解物理消毒法的基本概念、原理和在美容行业中的应用领域。

2. 掌握物理消毒法（热消毒、紫外线辐射、高压蒸汽等）的常见技术及其原理和操作步骤，并能够分析其优点和局限性。

3. 培养健康意识和谨慎态度，以确保操作规范和参数设置正确，从而保证物理消毒有效和安全。

4. 能够在不同情况下选择适当的物理消毒方法，以确保达到有效的消毒效果；具备实际操作的能力，以保证工具、设备等物品的卫生安全。

问题导入

在美容卫生管理领域，我们所体现的不仅仅是技术，更是我们的责任与使命。对美容从业人员而言，物理消毒方法不仅是一项必不可少的技能，更是需要承担的责任和义务。从业人员深刻理解这些方法的内涵，加强对整体卫生标准的认知，守护顾客和自身的健康安全，这是美容行业的规范化发展的坚实基础。在本次学习活动中，从业人员需掌握这些技能，与美丽和健康同行，共同促进行业的蓬勃发展。

知识储备

物理消毒法是一种基于物理原理和机制的卫生措施，旨在有效地杀灭或去除环境中的微生物，从而降低细菌、病毒、真菌等感染风险。美容院常用的物理消毒法主要有高温消毒、蒸汽消毒和紫外线消毒等。

一、美容常用物理消毒法

1. 高温消毒

（1）作用原理：通过高温破坏微生物的生物分子结构，细菌、病毒等微生物失去活性。在干热处理下，只要有足够的温度和时间均可杀灭微生物。但微生物对干热的耐受力比湿热的强得多。干热的热力靠空气对流与介质的传导，远不如湿热处理快。

（2）方法：将待消毒工具置于高温环境中，如高温烤箱或高温烘干器，以达到杀灭微生物的目的。干热消毒法具有效果可靠、保持物品干燥等优点，但消毒的时间较长，一般适用于可耐高温、不耐湿热处理的物品。

注意事项：干热消毒须严格掌握时间，应从达到所要求的温度后算起。

干热灭菌时间

温度℃	灭菌时间(分)
180	30～60
170	60～90
160	120～150
150	150～180
140	150～180
120	＞480

红外线是一种电磁波，有较好的热效应。但长时间照射可使眼睛疲劳、头疼，严重者可引起眼热内障，所以操作中应做好个人防护工作。

（3）效果：高温干热消毒能够快速有效地杀灭工具表面的细菌、病毒等微生物，达到较好的消毒效果。

（4）应用范围：不锈钢、金属工具等。

2. 蒸汽消毒

（1）作用原理：蒸汽的高温和高湿度能够穿透微小孔隙，杀灭工具表面的细菌、病毒。

（2）方法：工具放置在专用蒸汽消毒器中，通过高温蒸汽进行消毒。

（3）效果：蒸汽消毒能够全面地消灭工具表面的微生物，达到较好的卫生效果。

（4）应用范围：各类工具、毛巾、茶具等。

3. 紫外线消毒

（1）作用原理：紫外线的短波辐射能够破坏微生物的遗传物质，阻止其繁殖和生长。

（2）方法：工具表面被紫外线灯照射，实现微生物的杀灭。

（3）效果：紫外线消毒迅速灭活工具表面的微生物，但对于隐蔽处的微生物的消杀效果较差。

（4）应用范围：小型工具、污染物表面、器具、空气消毒等。

对空气进行消毒，一般每 10～15 平方米，在距地面 2.5 米左右的高度安装 30 瓦紫外线吊灯一支，并连续照射两小时；或每次照射 40 分钟，间隔 1 小时，照射两次，可将空气中的微生物减少 50％～75％，甚至可减少 90％以上。

对污染物进行表面消毒时，紫外线灯距离污染物表面不得超过 1 米，照射时间为 30 分钟。消毒有效区为灯管周围 1.5～2 米范围，如用于理发工具、修脚工具消毒时，可放入紫外线灯的密闭柜内进行，每次 5～10 分钟即可。

注意事项：紫外线对人体皮肤、眼睛可产生刺激作用，使用时应注意个人防护。用紫外线消毒任何污染物品，都必须使其全部受到照射，否则消毒不彻底。使用紫外线灯消毒时应作记录，若照射 4 000 小时左右，灯管即失去杀菌作用。

4. 空气消毒

（1）作用原理：空气消毒通过释放物理或化学性质的物质，如臭氧、紫外线等，来杀灭空气中的微生物。

（2）方法：使用空气净化设备，如臭氧发生器、紫外线空气消毒器等，将工作区域的空气进行消毒。

（3）效果：空气消毒能够减少空气中的细菌、病毒等微生物，提高工作环境的卫生水平。

（4）应用范围：美容院内的室内空气，适用于提升空气质量和卫生环境。

5. 煮沸消毒　煮沸消毒是一种简便、经济、易行且有效的消毒手段。

作用原理：煮沸消毒法的主要原理是高温的热力作用和水的流动能够破坏微生物的细胞结构，从而杀灭病原体。高温使微生物的蛋白质凝固、核酸变性，从而失去生物活性。

（1）方法：美容器具、可以耐高温的用具、物品等放入开水中进行煮沸消毒。消毒时间从水沸后计算，连续煮沸 5～10 分钟，消毒进行中切勿加入新物品，并且消毒物品要完全浸入沸腾的水中，对不透水的物品，如盘、碗等应垂直放置，以利沸水对流；摆放的物品量不可超过容器容量的四分之三。以确保病原微生物被有效杀灭。可以选择使用专门设计的工具盒或器皿，确保工具完全浸泡在开水中。

（2）效果：煮沸是一种较为彻底的消毒方法，能够有效地灭活多种微生物，包括细菌、真菌和病毒。在正确使用的情况下，煮沸可以获得可靠的消毒效果。

（3）应用范围：煮沸消毒法适用于一些美容器具、工具，如剪刀、镊子、刮痧板等。特别适用于那些可以耐受高温的工具，不宜用于一些热敏感的工具或设备。

二、常用物理消毒法应用注意

物理消毒方法各有优点和限制。在美容院应用时，需根据材质、操作简便性、成本、安全性以及消毒效果等因素进行选择，确保顾客和员工的健康安全。

1. 常用物理消毒法的特点

常用物理消毒法的特点如表 2 - 4 - 1 所示。

表 2-4-1　常用物理消毒法

方法	特　点
高温消毒	(1) 使用高温烘箱等设备,将工具和设备暴露在高温环境中,杀灭微生物; (2) 适用范围广,能有效杀灭细菌和病毒,操作相对简单; (3) 某些材料难以耐受高温,需要注意选择合适的温度和时间; (4) 适用于耐高温材质,适度控制操作,能够确保消毒效果; (5) 需要专门的高温消毒设备,一定程度上成本较高; (6) 操作过程中需要注意热源和烫伤风险; (7) 在正确操作下,能够有效杀灭微生物,但要注意材质的适应性
煮沸消毒	(1) 将工具和物品完全浸没在沸水中,通过水的高温传导杀灭微生物; (2) 简单、有效,适用于耐热材质; (3) 不适用于所有材质,有些微生物需要更高温度以确保消毒效果; (4) 适用于耐热工具,容易在普通环境中操作; (5) 成本较低,只需热源和适当容器; (6) 操作时需注意热水和烫伤风险; (7) 在合适的温度和时间下,能够有效杀灭微生物
蒸汽消毒	(1) 使用高温蒸汽设备,将工具暴露在高温高湿环境中,达到消毒效果; (2) 能够在较低温度下杀灭微生物,适用于敏感材质; (3) 需要确保蒸汽均匀覆盖到所有表面; (4) 适用于各种材质,适当的操作能够保证消毒效果; (5) 需要高温蒸汽设备,但适用范围广; (6) 操作时需注意热源和烫伤风险,以及蒸汽产生的湿滑表面; (7) 适当操作下,能够有效消毒工具和设备
紫外线消毒	(1) 利用紫外线辐射破坏微生物核酸,阻止其繁殖; (2) 操作相对简单,无需化学药剂,迅速消毒空气和表面; (3) 紫外线在穿透力和照射时间方面有限; (4) 适用于表面和空气消毒,操作方便; (5) 需要紫外线消毒设备,但成本相对不高; (6) 紫外线对皮肤和眼睛有一定危害,需注意安全措施; (7) 能够在照射充分覆盖的情况下有效消毒
空气消毒	(1) 通过过滤、紫外线辐射等净化空气中的微生物; (2) 维护整体空气质量,减少交叉感染风险; (3) 需要较大规模的设备,处理效率需考虑; (4) 适用于提高整体环境卫生,较为简便; (5) 设备规模和效率影响成本,成本较高; (6) 一般较安全,但需注意设备运行情况; (7) 能够净化空气,但需考虑空气流通情况

2. 物理消毒法应用注意

无论使用哪种物理消毒方法,都应遵循正确的操作流程和指导,以保障操作人员的安全并确保消毒效果的可靠性。以下是在美容行业应用不同物理消毒方法时需要特别注意的事项。

（1）水质和清洁。在进行消毒前,务必确保工具和表面使用干净的水源进行彻底清洁,以防止污垢和残留物附着,以获得最佳消毒效果。在消毒后,要妥善存放工具,避免再次受到污染。

（2）温度和时间控制。在高温消毒中,要确保高温消毒器的温度和消毒时间设置正确,以达到微生物杀灭的效果,但同时也要避免过度加热损坏工具。

（3）蒸汽量和时间。使用蒸汽消毒器时,要确保蒸汽量和持续时间足够,以保证微生物在整个消毒过程中得到有效灭活。

（4）适应性。注意某些材料可能对高温蒸汽敏感,在使用前需要进行材料测试,以免影响工具的质量。

（5）定期更换过滤器。在过滤消毒中,空气和水的过滤器需要定期清洁和更换,以防止细菌滋生,从而保持其有效性。

（6）安全防护。使用紫外线消毒设备时,操作人员应避免直接暴露于紫外线下,以保护皮肤和眼睛。煮沸消毒后,使用工具夹等设备将工具取出,避免操作人员被热水烫伤。

这些注意事项旨在确保物理消毒方法的有效性和安全性。操作人员应受到专业培训,掌握正确的操作技巧,了解不同物理消毒方法的优缺点,以及如何避免操作中可能出现的风险。定期维护和监测设备的正常运行也是保障卫生安全的关键。

三、消毒方法选择的原则

在消毒方法选择及实施时,需以科学、严谨的态度,遵循一定的原则,以确保对消毒灭菌对象的有效处理。以下原则将为我们提供科学、严谨的指导。

1. 根据消毒灭菌对象的危险程度

（1）高度危险性物品,包括穿过皮肤、黏膜后进入无菌组织或器官内部的器械,以及与破损的组织、皮肤黏膜密切接触的器材和用品,如手术器械、注射器、血液和血液制品、脏器移植物等。对于这类物品,选择的消毒灭菌方法应为灭菌。

（2）低度危险性物品,包括不进入人体组织、不接触黏膜,仅直接或间接与健康无损的皮肤接触的物品,如口罩、衣被、毛巾等。对于这类物品,可选择清洁或消毒的方法。

2. 根据杀菌因子的特性

杀菌因子对微生物的作用可分为杀灭作用和抑制作用。由于不同杀菌因子的杀菌机制不同,选择适当的杀菌因子至关重要。同一杀菌因子的杀灭作用和抑制作用所需的剂量也有区别,根据需要选择合适的处理剂量。

3. 根据消毒灭菌对象污染微生物的种类、数量及存在状态

（1）微生物的种类。不同种类的微生物具有不同的抗力。根据微生物抗力的次序,选择相应的消毒剂和方法,确保对不同微生物的有效处理。

（2）微生物的数量。数量越多,需要加大剂量,调整消毒剂的浓度,并可能延长处理时间。

（3）微生物存在状态。当微生物与有机物同时存在时，需加大剂量和消毒剂的浓度，或延长处理时间。对于湿热敏感的物品，湿热灭菌法可能不适用。

4. 根据消毒灭菌对象的理化性质和使用价值

（1）消毒方法对不同性质的物品效果不同。考虑到处理对象的理化性质，如紫外线对空气消毒效果较好。

（2）对处理对象的损害问题。同时需考虑消毒方法可能对物品造成的损害，如对湿热敏感的物品，湿热灭菌法可能不适用。

四、影响物理消毒法消毒效果的因素

物理消毒法是一种通过物理手段来达到杀灭或去除微生物的方法。影响物理消毒法效果的因素多种多样，主要包括以下几个方面：

1. 温度 温度是影响物理消毒效果的关键因素之一。通常，提高温度能够加速物理消毒的速度，使其更加彻底。例如，高温干燥和湿热消毒法在高温条件下更为有效。

2. 湿度 对于一些物理消毒方法，如湿热灭菌，湿度也是一个重要的因素。湿度越高，热传导越好，因此有助于增强物理消毒的效果。

3. 时间 物理消毒通常需要一定的时间来确保微生物被彻底灭活或去除。过短的处理时间可能无法达到预期的效果，因此合适的处理时间是确保物理消毒效果的重要因素。

4. 压力 在一些物理消毒方法中，如高压蒸汽灭菌，增加压力能够提高热传导和湿热条件，有助于增强灭菌效果。

5. 物品的性质 不同的物品对物理消毒的适应性各异。例如，一些物品可能对高温、高压更为敏感，而另一些可能对辐射更为适应。物品的性质会直接影响物理消毒法的选择和效果。

6. 微生物的种类和状态 不同种类的微生物和它们的存在状态（如芽孢形式、细菌体或病毒）对物理消毒的效果也有影响。某些物理消毒法可能对某些微生物更为有效。

在实际应用物理消毒法时，综合考虑这些因素，根据具体情况选择合适的物理消毒方法，以确保达到预期的消毒效果。

活动设计与实施

通过详细设计活动过程及活动组织，学生从不同维度全面了解物理消毒法，并能够实际操作、思考和讨论，以达到学习活动的预期目标。

一、活动形式

互动研讨与实践演示结合。

二、活动要点

引入物理消毒法、分组讨论、实践演示、案例分析总结。

三、活动组织

1. 活动启动与介绍

(1) 引入物理消毒法：主持人(教师或学生扮演)介绍活动背景和目标,启发学生对卫生管理的思考,引入物理消毒法在卫生管理中的重要性。

(2) 与学生互动,了解他们对物理消毒法的初步认知和期望。

2. 分组讨论和分析

(1) 将学生分成小组,每组代表一种物理消毒法(热消毒、紫外线辐射、高压蒸汽等)。

(2) 提供资料,引导学生深入研究所分配的物理消毒法,包括原理、技术细节、应用范围等。

(3) 每组讨论并整理所代表的物理消毒法相关信息,准备分享内容,包括原理、常见技术和优缺点。

3. 实践演示与分享

(1) 每组依次进行实践演示,展示其代表的物理消毒法的操作步骤、使用场景以及注意事项。

(2) 学生参与演示,模拟实际操作,加深对操作流程的理解。

(3) 演示结束后,每组分享演示过程中遇到的挑战、解决方案以及演示效果。

4. 案例分析和互动问答

(1) 每组分享真实案例,探讨物理消毒法在卫生管理中的应用效果,引发学生讨论和思考。

(2) 分组讨论案例,提出对于案例的分析和思考,探讨在类似情境下如何选择合适的物理消毒法。

(3) 开展互动问答环节,测试学生对物理消毒法的理解和应用能力,强化学习效果。

5. 总结与学习效果评估

(1) 主持人总结各组的分享和讨论,强调学习的关键收获和应用要点。

(2) 通过问卷调查、小组讨论等方式,评估学生对物理消毒法认知水平和应用能力的提升程度。

(3) 鼓励学生提出建议和反馈,为未来类似活动的改进提供参考。

四、物理消毒法实践演示案例

物理消毒法实践演示案例列举以下三个。

案例一

煮沸消毒工具

1. 准备

(1) 工具准备:准备一个足够大的容器,容纳需要消毒的工具或物品。

(2) 清洁:在进行煮沸消毒之前,务必使用干净的水源,将待消毒的工具或物品彻底清洁,以去除污垢和残留物。

2. 消毒

(1) 将需要消毒的工具或物品放入容器中,加入足够的水,确保工具完全浸没在水中且不会相互接触,以便热水可以充分环绕每个工具。

(2) 将容器放在加热设备上,如炉灶,然后将水加热直至沸腾(100℃)。为确保消毒效果,工具或物品应在沸腾状态下持续煮沸一段时间,确保工具在高温下进行消毒。通常,持续煮沸10~15分钟可以有效杀灭大部分病原微生物。

3. 放置晾干

(1) 在消毒时间结束后,使用夹子、钳子等工具小心地将工具或物品从热水中取出。避免用手直接触摸热的工具或物品,以防止烫伤。

(2) 将消毒后的工具或物品放置在干净的表面上,使其自然晾干。避免将已消毒的工具放置在可能带有病原微生物的表面。

(3) 记录消毒的日期和时间,以便追踪。将已消毒的工具存放在干燥、清洁的环境中,避免再次受到污染。

案例二

蒸汽消毒毛巾

1. 物品准备　将待消毒的毛巾清洗干净,放入蒸汽消毒设备的消毒室中。

毛巾清洁与消毒
操作流程

2. 加水　打开蒸汽消毒器,根据设备说明将适量的水注入蒸汽消毒器的水箱,确保使用纯净水或蒸馏水。按照设备说明设置温度和时间。通常,蒸汽消毒的温度应在100℃左右。

3. 放置工具　将待消毒的工具放置在蒸汽消毒器的指定区域,确保工具之间有足够的空间,以便蒸汽能够充分覆盖工具表面。

4. 启动消毒　启动蒸汽消毒器,让其生成高温蒸汽。根据设备设置,蒸汽消毒时间通常在15~30分钟,确保工具充分暴露在高温蒸汽中。

5. 等待冷却　蒸汽消毒完成后,关闭设备,等待工具自然冷却。在操作过程中,注意不要立刻触摸工具,以免被烫伤。

6. 妥善存放　消毒完成后,将工具妥善存放在干净的环境中,避免再次受到污染。

案例三

紫外线消毒美容房间

紫外线消毒是一种有效的消毒方法,但在操作过程中需要遵循一定的规范和安全措施,以保证消毒效果的同时保证操作人员的健康安全。操作人员应了解设备的要求和参数,根据实际情况进行操作。

1. 准备

(1) 确保房间内没有人员,移除敏感物品和容易受损的物品。

(2) 关闭窗帘和窗户,确保房间内没有外界光线泄露,以便紫外线可以充分照射房间内物体的表面。

2. 设置紫外线设备

(1) 将紫外线消毒设备放置于房间中央,确保能够均匀辐射整个房间。

(2) 根据设备的指南设置合适的紫外线灯管,确保紫外线能够覆盖到所有物体表面。

3. 设定参数

(1) 根据设备说明,选择合适的消毒模式和定时器设置。

(2) 考虑到紫外线的辐射强度和房间大小,设定适当的紫外线照射时间。通常,15～30分钟的照射时间可以较好地杀灭微生物。但确切的时间需根据设备的辐射强度和房间的大小进行调整。

4. 安全措施　紫外线对皮肤和眼睛有危害,操作人员必须佩戴合适的个人防护装备,包括护目镜、手套和防护服。离开房间后,确保设备处于关闭状态,以避免紫外线泄漏。

5. 启动设备

(1) 启动紫外线消毒设备,确保门锁好,防止他人进入。

(2) 离开房间,确保房间内没有其他人员。

6. 等待消毒完成

(1) 在设定的消毒时间内,不得进入房间。

(2) 根据设备的警示和提示,等待消毒完成。

7. 消毒完成后

(1) 在消毒结束后,等待一段时间,确保紫外线辐射逐渐减弱。

(2) 佩戴个人防护装备,进入房间。

8. 关闭设备　关闭紫外线消毒设备,确保设备完全停止工作。

特别提示:

(1) 根据设备和房间大小设置紫外线照射时间和参数。不同的设备型号和品牌,紫外线辐射强度和照射时间可能有所不同。操作人员应根据设备说明书进行调整。

（2）操作人员在操作过程中必须保护皮肤和眼睛不受紫外线伤害。

（3）在设备操作前，确保设备工作正常，灯管没有损坏，确保紫外线不会泄漏。

（4）根据房间的大小和形状，调整设备的摆放位置，以确保紫外线能够均匀覆盖所有区域。

活动评价

1. 你认为哪种物理消毒方法在美容环境中最常见？为什么？
2. 列举三种常用的物理消毒方法，并解释其原理。
3. 请描述正确的紫外线消毒操作步骤。紫外线消毒的优缺点是什么？
4. 请根据本节课的学习内容，总结完成下表：

物理消毒法	优点	缺点	适用物品
高温消毒			
煮沸消毒			
蒸汽消毒			
紫外线消毒			
空气消毒			

（吕艳羽）

学习活动五　化学消毒法应用

学习目标

1. 理解化学消毒法的定义、原理和在美容行业中的应用范围。
2. 掌握常见的化学消毒剂的种类、特点、适用场景以及注意事项。
3. 能够根据不同情况和需求进行正确选择和应用合适的化学消毒剂。
4. 具有严谨的操作态度,准确按照指导和操作规程进行化学消毒,以确保安全和有效。
5. 具备识别和应对化学消毒可能出现的风险和问题的能力,保障操作过程的安全性。

问题导入

在医疗、美容和食品处理等领域,化学消毒法是确保卫生和公共健康的必要手段。通过使用化学消毒剂,可以有效消灭病原微生物。然而,正确的消毒剂选择、浓度、使用方法和流程至关重要。对美容从业人员来说,能否正确应用化学消毒法不仅关乎顾客健康,也影响美容院声誉。通过学习不同消毒剂特点、正确使用方法,以及遵循严格流程,美容从业人员能为顾客提供可信赖的服务环境,传递行业专业形象。因此,化学消毒法是不可或缺的技能,每位美容从业人员都应学习并正确应用。

知识储备

化学消毒法是一种利用化学方法和消毒剂来彻底消灭、去除或抑制表面(地面、台面等)、设备、工具、物品以及环境中的病原微生物(如细菌、病毒、真菌等)的过程。这种方法通过破坏病原体的细胞结构、代谢功能以及核酸等,以达到防止感染传播和交叉感染的目的。

一、常用化学消毒剂

美容领域应用的化学消毒剂种类多样,涵盖了不同的微生物控制需求和表面材质。以下是一些常见的化学消毒剂种类。

1. 氯化物消毒剂　含氯漂白剂(次氯酸钠/氯氧浸泡液):具有广谱杀菌,快速作用、持久效果、浓度可调等特点,它适用于表面(地面、台面等)和美容工具,但需要注意的是,氯化物消毒剂可能会对某些材质造成褪色或损害,因此,在使用前务必详细查阅产品说明,并在小范围进行测试后再广泛应用。此外,在使用氯化物消毒剂时,请遵循产品的使用指导,确保准确的浓度和正确的使用方法,以获得最佳的消毒效果。

2. 醇类消毒剂　醇类消毒剂是一类常用于卫生消毒的化学物质,主要成分为醇,如乙醇(酒精)和异丙醇。它能有效杀灭细菌、病毒和真菌等多种微生物,具有较高的挥发性、可控性等特点。在美容领域,醇类消毒剂被广泛用于工具、皮肤和表面的消毒,消毒后能够迅速蒸发,没有明显的残留物。使用者可以根据具体情况选择合适的浓度,以实现最佳的消毒效果。

然而,需要注意的是,醇类消毒剂可能对某些塑料材质造成褪色或损害,并在高浓度下可能对皮肤产生刺激作用。因此,在使用前务必查阅产品说明,确保使用正确的浓度和适当的使用方法,以达到最佳的消毒效果,并保护美容师和顾客的安全。

3. 氢氧化物消毒剂　氢氧化物消毒剂(如过氧化氢)具有广谱杀菌能力,消毒后通常迅速分解成水和氧气,对环境影响较小,不留下明显的残留物。在美容领域,它常用于表面消毒、工具消毒和环境清洁。然而,与其他消毒剂相比,其杀菌效果可能稍弱。

4. 高氯酸盐消毒剂　高氯酸盐消毒剂代表性产品为高氯酸钠消毒液。其作用原理是通过高氯酸盐的氧化作用,有效氧化和破坏微生物的细胞结构,从而实现杀菌和除菌效果。该类消毒剂具有广谱杀菌能力、快速作用和持久效果以及在消毒过程中分解成无害物质的特性。高氯酸盐消毒剂适用范围广泛,可用于美容环境的表面、工具、设备、水池等多个消毒场景。然而,在使用时需要注意浓度控制,避免过高或过低的浓度,以免对表面和设备造成腐蚀或无法有效杀灭微生物。此外,由于高氯酸盐消毒剂具有刺激性气味,使用时应保持通风,以避免刺激呼吸道。另外,消毒剂可能对某些材质产生褪色或损害,因此使用前应测试其对材质的影响。通过遵循正确的使用方法和注意事项,高氯酸盐消毒剂能够为美容行业提供有效的消毒保障。

5. 季铵盐类消毒剂　季铵盐类消毒剂是一类常见的化学消毒剂,其代表产品包括苯扎溴铵消毒液(除菌液)和氯化铵消毒液(杀菌水)。这类消毒剂的主要原理是通过破坏微生物细胞膜和蛋白质结构,达到杀菌和除菌的效果。它们具有以下特点:稳定性较高,使用方便(喷雾、擦拭等方式),对皮肤和环境相对温和。这些消毒剂适用于表面、工具、环境和手部等多种消毒场景。经正确使用,它们可以有效杀灭和抑制细菌、病毒、真菌等微生物,降低交叉感染的风险,确保卫生安全。

6. 醛类消毒剂　醛类消毒剂的主要成分为醛类化合物,如戊二醛和乙醛。它具有强效杀菌和广谱杀菌的特点,适用于多种不同表面和设备,如工作台面、工具和美容仪器等。醛类消毒剂常用于需要严格消毒的场景,如手术室或具有严格卫生要求的工具。然而,需要注意的是,醛类消毒剂可能会对人体呼吸系统产生刺激作用,因此在使用时需要保持充分通风。务必确保使用正确的浓度和方法,以确保美容师和顾客的安全。

虽然醛类消毒剂具有强效杀菌能力,但在美容领域使用时需要考虑其特定的性质和潜在的风险。醛类消毒剂在美容院的使用相对较少。

7. 氨基酸消毒剂　氨基酸消毒剂在美容领域的应用日益受到关注,代表产品包括含氨基酸成分的消毒液和洗手液。这些消毒剂的原理是通过破坏微生物的膜结构和蛋白质,实现杀菌和除菌的效果,而且在这一过程中对环境和皮肤相对温和。氨基酸消毒剂的特点包括低刺激性、无毒性以及对皮肤的保湿作用。它们适用范围广泛,可以用于表面、工具、环境、手部等多种消毒场景。通过正确使用,氨基酸消毒剂能够有效地消除细菌、病毒、真菌等微生物,降低感染风险,为美容行业提供了更安全的卫生保障。

二、理想的化学消毒剂应具备的条件

1. 杀菌谱广　能够有效杀灭多种微生物,包括细菌、真菌、病毒等。

2. 有效浓度低　在较低的浓度下仍能保持杀菌效果,以确保经济适用。

3. 作用速度快　具有较快的杀菌作用,能够在相对短的时间内达到预期的消毒效果。

4. 性质稳定　具有稳定的化学性质,不易发生分解或失活,以确保长期有效性。

5. 易溶于水　能够方便地溶解于水,使其在水中形成均匀的消毒液。

6. 可在低温下使用　具备在低温环境下同样有效的杀菌效果,以适应不同应用场景。

7. 对物品无腐蚀性　在消毒过程中不对被处理物品造成损害或腐蚀。

8. 不易受影响　不容易受到有机物、酸、碱及其他物理化学因素的影响,保持相对稳定性。

9. 无色、无味、无臭　消毒后不留下颜色或异味,方便后续处理。

10. 毒性低　具有较低的毒性,不易引起中毒,且不易燃烧爆炸,确保使用安全。

11. 价格经济　具备相对经济的生产成本,以提供实际可行的大规模应用。

12. 便于运输　易于包装和运输,以确保在需要的地方能够方便地获取。

三、美容领域化学消毒剂选择原则及要点

化学消毒剂的选择应根据具体情况,遵循相关使用指导,以确保消毒的效果和安全性。

1. 消毒剂的杀菌谱

按杀菌作用强弱可分为:①高效消毒剂,②中效消毒剂,③低效消毒剂。

(1) 高效消毒剂,能够彻底杀灭所有微生物,包括细菌繁殖体、芽孢、真菌、结核杆菌、所有病毒。这类消毒剂可以用作灭菌剂,例如:甲醛、戊二醛、过氧乙酸、环氧乙烷、有机汞化合物等。

（2）中效消毒剂，除不能杀灭芽孢之外，可杀灭其他各种微生物。例如：乙醇、酚、含氯消毒剂、碘消毒剂等。

（3）低效消毒剂（抑菌剂），可杀灭细菌繁殖体、真菌和亲脂性病毒，但不能杀灭芽孢、结核杆菌、亲水病毒。例如：新洁尔灭、洗必太等。

2. 化学消毒剂选择原则

（1）广谱杀菌能力。化学消毒剂能够高效杀灭多种微生物，包括细菌、病毒、真菌等，杀菌范围广泛。

（2）快速作用。在适当的浓度和接触时间下，化学消毒剂可以迅速产生杀菌效果，降低感染的风险，确保美容工具和表面迅速达到安全卫生的状态。

（3）适用多种表面　化学消毒剂适用于工作台面、设备、工具等多种表面，根据材质的不同选择合适的消毒剂。

（4）方便使用。化学消毒剂通常以液体、凝胶或湿巾形式提供，使用方便，可以通过浸泡、擦拭或喷雾的快速进行表面消毒。

（5）不留残留物。为避免皮肤敏感问题，消毒剂在处理后应不留下有害残留物。

（6）安全性。化学消毒剂选择和使用应安全、无毒、无刺激，不威胁人体健康，在正确使用时不伤害操作者。

（7）持久效果。部分化学消毒剂具有残留效果，可以延长杀菌作用时间。

（8）可控性。化学消毒剂的浓度可调，使美容从业者能适应不同情况进行有效的消毒处理。

（9）不易造成损害。适宜浓度的化学消毒剂通常不会损害工具和表面。

（10）环境友好。许多化学消毒剂设计为环境友好型，符合可持续发展的原则，减少对环境的影响。

四、化学消毒剂使用方法及注意事项

使用化学消毒剂时，要根据具体情况选择合适种类，并遵循使用说明以确保消毒效果和安全性。

1. 浸泡法　适用于可浸泡物品的消毒，将需要消毒的物品完全浸泡于适宜浓度的化学消毒剂中，确保所有部位都充分接触消毒液。例如，剪刀、镊子、钳子、拖鞋等工具和用品可浸泡在合适浓度的消毒液中，按照指定时间取出，晾干或擦拭干净，确保消毒效果。

2. 擦拭法　使用经过消毒的湿巾、纸巾或棉球蘸取适量消毒剂，擦拭表面、工具等，确保均匀涂覆，并保持一定的接触时间。适用于工作台面、椅子扶手等表面进行消毒。

3. 喷雾法　将化学消毒剂转移到喷雾瓶中，均匀地喷洒在需要消毒的表面，确保广泛覆盖。适用于较大的表面或设备的消毒，喷洒等待一定时间后擦干或晾干。

注意事项：

（1）不混合使用。不要随意混合不同类型的化学消毒剂，以免产生有害气体释放或降低消毒效果。

（2）配制正确的浓度。严格按照产品说明书的指导，准确配制消毒剂的浓度，不可随意更改浓度，以确保消毒效果和安全性。

（3）避免不当稀释。严禁随意调整消毒剂的浓度，必须按照产品说明书或卫生管理规范要求进行正确稀释。

（4）不使用过期消毒剂。使用过期的消毒剂可能失去效力，不能有效杀菌，因此必须遵循消毒剂的有效期。

（5）浓度不宜过高。使用过高浓度的消毒剂可能对表面、工具、设备等造成腐蚀或损害，同时也可能对操作者产生刺激。

（6）遵循接触时间。每种化学消毒剂都有特定的接触时间要求，必须严格按照说明书保持接触时间，以确保杀菌效果。

（7）正确通风。在使用化学消毒剂时，应保持通风，避免有害气体积聚，以保护操作者的呼吸道健康。

（8）注意个人防护。必须佩戴适当的个人防护装备，如手套和口罩，以避免消毒剂对皮肤和呼吸道造成刺激。

（9）材质测试。某些化学消毒剂可能对特定材质造成损害，必须先测试其对工具或表面材质的影响。

（10）不过度使用。过度使用消毒剂可能导致杀菌剂残留，可能对顾客或从业人员的健康造成负面影响。

（11）及时清洗残留物。若消毒剂在接触时间后需要清洗，务必彻底清洗干净，以避免残留物对顾客或操作者造成影响。

（12）正确存储。将化学消毒剂存放在避光、阴凉、干燥的地方，远离明火和高温，以确保其有效性和安全性。

（13）防交叉污染。勿回流使用过的消毒液，避免污染原液。

（14）避免接触皮肤。化学消毒剂一般不适用于皮肤，避免直接接触皮肤，以防止刺激和过敏反应。

（15）防止污染食品。避免消毒剂污染食品，消毒剂不适用于食品接触区域。

五、影响消毒效果的因素

化学消毒法通过使用化学物质来杀灭或抑制微生物，其效果受多种因素的影响。以下是影响化学消毒法效果的主要因素。

1. 浓度　化学消毒剂的浓度直接影响其杀菌或抑菌效果。通常来说，适当提高消毒剂的浓度可以增强其灭活微生物的能力。

2. 接触时间　消毒剂与微生物的接触时间是影响效果的重要因素。较长的接触时间通常能够更全面地灭活微生物。

3. 温度　温度对于化学反应速率有重要影响。提高温度可能加速消毒剂与微生物之间的反应，从而提高效果。然而，过高的温度可能损害一些物品或降低消毒剂的稳定性。

4. pH 值　消毒剂在不同的 pH 条件下可能表现出不同的活性。确保消毒环境的 pH 值适合所选用消毒剂的最佳工作条件,有助于提高效果。

5. 物理性质　不同的消毒剂对物品的适应性也受其物理性质的影响。例如,一些化学消毒剂可能对某些材质产生腐蚀,因此在选择消毒剂时需要考虑物品的性质。

6. 微生物的种类和状态　不同种类的微生物对不同类型的消毒剂有不同的敏感性。芽孢形式的微生物通常比繁殖体更为耐受。因此,选择适当的消毒剂以适应特定微生物的抗性是关键的。

7. 有机物的存在　有机物的存在可能影响消毒剂的活性。一些有机物可能与消毒剂发生化学反应,减弱其效力。因此,在含有有机物的环境中,可能需要更高浓度的消毒剂。

综合考虑这些因素,科学合理地选择化学消毒剂、调整浓度和操作条件,有助于确保在特定环境下达到最佳的消毒效果。

活动设计与实施

一、活动形式

创造多样性的学习体验,结合案例分析、小组讨论、现场演示、线上学习等形式,以满足不同学习风格和需求,从而提高学生的参与度和学习效果。

二、活动内容

1. 导入环节　引入化学消毒法的重要性时,利用实际案例或统计数据突显其在美容领域中的关键作用。从而帮助学生更好地理解在实际工作使用化学消毒法的必要性。

2. 理论知识分享　通过演示和讲解,详细介绍常见的化学消毒剂种类、原理、特点和应用范围。除了演示和讲解,可以使用多媒体素材、图表、实验示范等多种方式,以多感官参与的方式提升学习体验。

3. 案例分析　提供真实案例,引导学生分析何时应选择何种化学消毒剂,以及如何正确配制浓度。案例分析的设计应既考核学生的理论知识,又培养他们的分析和决策能力。确保案例涵盖不同的应用场景,以丰富学生思维。

4. 操作实践

(1) 浓度配制:学生分组进行化学消毒剂的配制,确保他们掌握正确的比例。引入具体的计量工具,使学生能熟练地在实际操作中使用。

(2) 表面消毒:学生实际使用化学消毒剂对不同材质表面的擦拭和喷雾消毒。引入各种常见材质的表面,使实战更具代表性,同时专注于正确的擦拭和喷雾技巧。

(3) 工具消毒:强调使用适当的个人防护装备,进行工具消毒的实际操作,包括浸泡、擦拭和喷雾法。确保学生了解正确使用个人防护装备的方法,并注重实际操作细节,如消毒时间和方法。

5. 注意事项 分享使用化学消毒剂时的安全注意事项,如适当的通风、个人防护装备等。突出一些常见的误区和错误操作,以及可能带来的风险,提醒学生保持警惕。

6. 互动讨论 学生分享实际操作中遇到的问题和经验,讨论化学消毒剂的选择、浓度和操作方法。通过引导学生主动提出解决方案,进行角色扮演,模拟实际工作中的情境,加深对所学知识的理解和应用。

三、活动实施要点

1. 学习目标明确 确保每个环节与明确的学习目标紧密关联,以确保学生在活动结束后真正实现预期的学习成果。

2. 教材与工具准备 提前准备充足的教学材料、实验工具和化学消毒剂,确保学生有足够的资源支持,以确保实践操作能够顺利进行。

3. 安全操作强调 强调操作过程中的安全性要求,确保学生深刻理解并严格遵守正确的安全操作流程,以保障操作过程的风险控制。

4. 总结与反馈 在每个环节结束后,为学生提供及时的反馈,强调他们的优点,明确改进空间,以促进学习的持续改善和进步。

活动评价

1. 列举至少 3 种常用的化学消毒剂种类,并简要描述每种消毒剂的原理。

2. 如果你需要对不同材质的表面进行消毒,你会如何选择合适的消毒剂? 举例说明。

3. 解释使用过高和过低浓度消毒剂可能出现的问题,并提供一个实际应用的例子。

4. 在美容院日常消毒操作中,为什么要选择不同的消毒剂和消毒方法? 举例说明不同区域和工具的消毒需求。

区域或工具	消毒剂	使用方法	消毒时间

5. 模拟实践

情景:假设你是一名美容师,预约了一位做面部护理的顾客,而你已学习了化学消毒法,现在需要根据具体情况进行消毒剂和浓度的选择,并完成以下任务。

消毒剂选择:请根据以下区域和工具,选择合适的消毒剂类型和浓度,并解释理由。

区域和工具:护理床、小推车、美容仪器的表面。

消毒操作:使用所选类型和浓度的消毒剂,对区域和工具表面进行消毒。确保覆盖范围全面,尤其是接触区域。

序号	评 价 标 准	评价结果
1	合理选择适当的消毒剂和浓度,解释你所选择的消毒剂类型和浓度,清晰解释选择的理由	□是　□否
2	按照正确的步骤进行区域和工具的消毒操作。使用适当的个人防护装备,确保操作安全	□是　□否
3	在操作结束后,进行总结,总结中能够提及操作的体验、观察和可能的改进点,展现反思能力	□是　□否

（林　蕾　许莹莹）

单元三 消毒与卫生管理实践

单元介绍

作为美容行业的从业者,我们肩负着向顾客传递美丽和健康的使命。然而,在日常工作中,我们的双手不可避免地会与外界接触,尽管许多微生物在正常条件下不会引起问题,但在人体免疫力下降或有皮肤破损时,或遇到病原微生物就会引发一系列问题,包括交叉感染、传染,严重威胁到美容师和顾客的健康。因此,做好常规清洁与消毒工作是从事美容职业的基本要求,也是考核员工基本职业素质的重要内容之一。本单元内容包括个人清洁卫生、手部清洁与消毒、环境清洁与美容仪器消毒等八个学习任务。通过各个任务的学习,美容从业人员须按严格的清洁与消毒标准操作流程,完成日常清洁与消毒,为顾客提供一个安全、卫生、舒适的美容环境。让我们用行动践行这些要求,让每一位顾客在美容的同时感受到放心和舒心。通过我们的努力,让健康与美丽完美交融。

学习导航

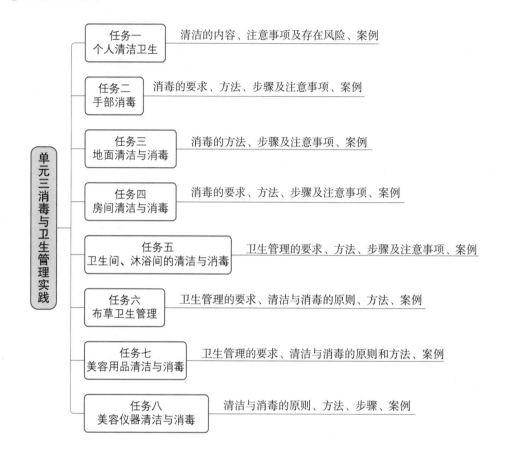

	任务一 个人清洁卫生	清洁的内容、注意事项及存在风险、案例
	任务二 手部消毒	消毒的要求、方法、步骤及注意事项、案例
	任务三 地面清洁与消毒	消毒的方法、步骤及注意事项、案例
单元三 消毒与卫生管理实践	任务四 房间清洁与消毒	消毒的要求、方法、步骤及注意事项、案例
	任务五 卫生间、沐浴间的清洁与消毒	卫生管理的要求、方法、步骤及注意事项、案例
	任务六 布草卫生管理	卫生管理的要求、清洁与消毒的原则、方法、案例
	任务七 美容用品清洁与消毒	卫生管理的要求、清洁与消毒的原则和方法、案例
	任务八 美容仪器清洁与消毒	清洁与消毒的原则、方法、步骤、案例

任务一　　个人清洁卫生

学习目标

1. 认识个人卫生的重要性,包括洗手、穿戴工作服以及仪容仪表,口腔清洁的标准。

2. 树立良好的职业形象,注意个人卫生,能够保持洁净整齐的外表。

3. 能够严格遵守个人清洁卫生要求,在美容服务过程中,确保顾客和自身的安全与卫生。

问题导入

你是否知道,作为美容从业者,个人清洁卫生对于我们的工作至关重要。我们每天都亲密接触求美的人,给予专业美容服务和咨询。然而,这样的亲密接触意味着我们会频繁接触各种表面,并可能携带着微生物。你可以想象一下,如果我们没有正确的个人清洁卫生习惯和观念,将会面临哪些潜在的风险?让我们共同关注个人清洁卫生,确保美容服务安全卫生,向顾客传递美丽和健康。

知识储备

美容从业者拥有正确的个人卫生习惯是防止微生物传播的第一道防线。保持良好的个人清洁卫生习惯,除了预防疾病,还可以树立良好的个人形象,建立自信,增强顾客的信任与亲和度。

一、个人清洁卫生的内容

1. **勤洗手**　勤洗手是最基本的个人清洁卫生措施,特别是在接触顾客肌肤前后、使用化妆品和工具前后、用餐及整理头发和如厕前后等。

2. **手部消毒**　除了洗手外,美容师还应在必要时进行手部消毒。使用含有杀菌成分的消毒液,涂抹双手并搓揉至干燥,确保消灭细菌和病毒。

3. 戴手套　在与有皮肤问题顾客接触、进行面部或身体护理时,佩戴一次性手套,避免直接接触顾客的皮肤。

4. 指甲清洁　指甲修剪要符合美容师行业操作要求。保持指甲清洁整齐,避免藏污纳垢,留指甲不仅容易滋生细菌,容易对顾客造成划伤,更不符合美容师操作的职业规范。

5. 面部触摸　在进行美容服务时,避免用手触摸自己的面部,特别是眼睛、口鼻等黏膜部位,以防止出现不必要的细菌交叉传播。

6. 工作服和口罩　定期更换清洁的工作服和口罩,保持服装、口罩干净和卫生,不得穿着有污渍或异味的服装上岗。

7. 个人卫生　养成良好的个人卫生习惯,包括勤洗澡和洗发、勤换内衣内裤等,以保持身体清洁和舒适,无异味。

8. 个人用品卫生　在工作场地尽量使用自己的个人卫生用品,如化妆品、毛巾、梳子等,避免与他人共用,防止交叉感染。

9. 健康体检　根据行业要求每年定期进行一次健康体检,持健康合格证明上岗,不符合健康要求的一律不得从事本行业。如果从业人员出现一些局部皮肤湿疹也不得从事接触顾客的工作。

这些个人清洁卫生措施是保障美容从业者自身健康,同时确保为顾客提供安全卫生服务的关键步骤。因此,美容师必须高度重视个人卫生,在日常工作中严格遵守相关卫生标准,确保提供安全、卫生的美容服务,保护顾客和自身的健康。

二、个人卫生的注意事项

(1) 最重要的是要确保从业人员的健康证在有效期内,每年在有效期结束前必须在行政部门指定地点进行体检。

(2) 每天上岗前检查自己的仪容仪表及工服是否整洁干净。

(3) 定期修剪指甲,一线从业人员不得留长指甲及涂甲油和甲面饰品。

(4) 可以对头发进行一点美化,但是不得出现怪异、突兀的发型、色彩。长发要束发盘发。

(5) 美业是近距离接触顾客的行业,从业人员如有特殊体味、异味(如狐臭等)要做好消除。

三、不注意个人卫生可能存在的潜在风险

1. 交叉感染　如果美容师没有正确遵循职业要求做好个人卫生措施,如洗手、戴手套等,可能导致细菌和病毒的交叉感染,从而影响顾客的健康。

2. 皮肤感染　美容师如果在处理痘肌肤或自身有皮肤破损的情况下未采取适当的个人卫生措施,可能导致自身感染,同时也增加顾客间交叉感染的风险。

3. 病毒传播　如果美容师在患有传染病时继续工作,可能会将病毒传播给顾客和同

事,对顾客和同事的健康构成威胁。

4. 化妆品污染　如果美容师在使用化妆品和工具时不注意个人卫生,可能会污染化妆品,导致顾客感染或过敏反应。

5. 环境污染　如果美容师未及时清洁和消毒工作环境和工具,可能导致环境污染,增加顾客感染的风险。

四、美容师个人清洁卫生案例

1. 操作前个人清洁卫生

(1)保持身体清洁:勤沐浴、勤换衣,确保自己的身体整洁干净、无怪异体味,可根据情况使用少量淡香型香水,切勿过量。

(2)保持头发清洁:使用适合自己发质的洗发产品,以保持头发的干净和清爽,避免头发显得油腻、有头皮屑和瘙痒等问题。建议:大多数发质的人做到每周两到三次洗头,油性头发的人每天洗头或隔一天洗一次。实际的洗头频次可以根据个人实际情况进行调整。将头发束起来,不留碎发,以防止头发掉落或接触顾客。

操作前个人清洁
卫生操作流程

(3)保持工作服整洁:选择干净的工作服,并确保它们经常清洗和更换。随时保持着装整洁、干净;工作服夏天每周清洗 2~3 次,冬天每周清洗一次。鞋面保持干净,鞋底保持清洁,不穿漏趾鞋子上岗,袜子每天更换清洗。

(4)保持双手清洁:经常洗手是最基本的要求,尤其在每次服务前后。使用温水和肥皂,彻底清洁双手。一般使用温水和洗手液,洗手时间至少 20 秒,并用干净的纸巾擦干或干燥器烘干双手。

(5)保持口腔卫生:保持口气清新,餐后及时刷牙漱口,用牙线等清洁牙缝。工作时不吃有刺激性气味或味道浓重的食物(蒜、大葱、榴莲、臭豆腐等),服务顾客时必须佩戴口罩。

(6)保持健康:如果美容师感觉生病或有传染病症状,应立即暂停服务工作,并根据医生建议治疗。不应隐瞒身体不适或有传染性疾病,更不得在出现如上症状时为顾客提供服务。

(7)定期健康检查:美容师应根据美容从业人员健康检查要求一年检查一次,确保自己的健康状况符合美业从业人员要求,需要持健康合格证上岗。

2. 操作中个人清洁卫生　操作前,美容师要确定个人卫生符合要求,再为顾客操作。在操作中必须严格遵守个人清洁卫生要求,以确保提供安全和卫生的美容服务,并保护顾客和美容师自己的健康。

操作中个人清洁
卫生操作流程

(1)清洁双手。为顾客操作前美容师须彻底清洁双手。若清洁后的双手接触未清洁用具用品,须在接触客人肌肤前再次消毒双手。在为顾客操作的过程中,双手触摸其他未清洁与消毒用具用品,应再次消毒双手。

（2）戴口罩。美容师在为顾客服务时全程佩戴口罩，以减少飞沫传播的风险，并保护顾客免受潜在感染。操作全过程，非必要情况下，不要用手触及自己的口罩、工作服、五官等未清洁与消毒部位。若碰触，须重新清洁与消毒双手。

（3）戴手套。服务问题性肌肤顾客时，要做好自我保护，美容师应戴上一次性手套，以防止直接接触顾客的皮肤。手套在服务完顾客之后随一次性物料包裹好放入指定垃圾桶。

（4）工作服。美容师在操作中，应该穿戴干净整洁的工作服，如有污迹或异味要及时更换。

（5）使用工具。美容师在为顾客服务时，必须确保所有工具和设备做过消毒，在服务完每位顾客之后要彻底地清洁和消毒，避免交叉感染的风险。

（6）化妆品。不能直接用手将化妆品从容器中取出，要用一次性棉棒或是消毒过的棉棒根据单次用量取出，放到工具或器具里。

（7）其他。若操作过程中身体出汗，可使用干净的纸巾擦拭，勿用手擦拭或让汗液滴落至操作床甚至顾客身上。

3. 操作后个人清洁卫生

（1）洗手。每次服务结束后，美容师必须彻底清洁手部。使用温水和洗手液、肥皂、手部消毒液/啫喱清洗，至少 20 秒，确保去除所有污垢和细菌。如果手上没有明显的污物，也应该定期使用手部消毒液。

（2）更换工作服。美容师应保持工服整洁干净无异味，如果服务或是自己不小心让衣服有污渍要马上更换，工服破损或是纽扣缺失也要及时更换新工服。这样可以避免将污染带入工作区域。

操作后个人清洁
卫生操作流程

（3）清洁工作区。在每次服务结束后，清洁和消毒工作区，包括美容椅、化妆台、镜子等表面。使用专用的消毒剂，遵循正确的消毒程序，以确保工作区干净卫生。

（4）消毒工具。每次使用过的工具和设备都必须经过适当的消毒。使用相关行政部门或是行业认可的消毒剂，按照正确的消毒步骤进行操作，以杀灭病菌和细菌。

（5）更换口罩和手套。口罩可以防止飞沫传播，手套可以防止直接接触顾客的皮肤或体液。尽可能使用一次性口罩和手套，做到一人一换，以确保每位顾客之间的卫生隔离。

（6）避免触摸脸部。在服务期间和之后，美容师应避免触摸自己的脸部，以减少交叉感染的可能性。

任务评价

1. 美容师的个人卫生和健康在美容行业中的地位是什么？
2. 遵守个人卫生和健康的要求有什么好处？
3. 个人卫生和健康对美容师的职业形象有何影响？
4. 为什么个人卫生和健康对顾客的安全至关重要？
5. 以美容师为例，将个人卫生检查填入表 3-1-1。

表 3-1-1 美业从业人员个人卫生检查表

评价内容	检查结果	结果评价
手部卫生	是否经常洗手,并且在适当的时候使用洗手液或消毒剂、定期修剪并清洁指甲	
服装整洁	服装整洁、无污损和破损	
头发清洁	头发保持清洁,无头皮屑和油腻感	
戴口罩和手套	一次性口罩和手套一人一换	
健康状况	按规定时间体检,无传染性疾病或感染,持证上岗	

（洪　涛）

任务二 手部消毒

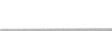 **学习目标**

1. 能够确保选择有效并符合相关卫生标准的消毒剂。
2. 正确使用消毒剂,确保消毒剂的有效性。
3. 严格遵守手部消毒的方法和要求,确保服务过程的卫生和安全。

问题导入

作为美容师,保持双手的清洁和卫生对于提供高质量的美容服务至关重要,同时也是维护顾客健康和安全的责任。你是否了解手部消毒的正确方法和要求。是否定期进行手部消毒,并在每次接触不同顾客或使用工具前后进行手部消毒。对于个人卫生和手部消毒,你是否始终将其作为职业道德的一部分,并坚持遵守相关要求。如何确保你的手部消毒符合标准,以保护自己和顾客的健康。

知识储备

一、手部消毒的重要性

美容从业者手部消毒是为了防止细菌、病毒和其他有害微生物在美容操作过程中传播,确保顾客和从业者的健康与安全。手部消毒是个人卫生的重要环节,特别在美容行业这种需要与顾客接触的服务中更为关键。

1. **防止交叉感染** 手部消毒可以有效地杀灭潜在的细菌、病毒和其他有害微生物,避免在不同顾客之间传播,从而防止交叉感染。

2. **保护顾客健康** 消毒双手可以减少对顾客的感染风险,确保他们在美容过程中不会受到病菌的感染。

3. **保护美容从业者健康** 手部消毒不仅是为了顾客的健康,也是为了美容从业者自身的健康,防止他们因接触病原体而被感染致病。

二、手部清洁与消毒的要求

1. 手部卫生 操作人员必须保持手部清洁卫生,确保操作符合个人卫生管理规范。
2. 定期清洁与消毒 手部清洁与消毒应在每位顾客服务前进行,以防止交叉感染。
3. 使用合格消毒剂 选择符合规定的手部消毒剂,确保其安全有效。
4. 正确执行操作流程 按照规定的方法和步骤进行手部清洁与消毒,避免疏漏和错误操作。

三、手部清洁与消毒的方法步骤

最好使用自动感应非接触式水龙头,如果没有,可使用抬启式水龙头方便用手肘开关,避免洗手过程中再次接触。

1. 洗手步骤
(1) 打开水龙头,用温水湿润双手,确保水温适宜。
(2) 取适量肥皂、洗手液(液体或固体),涂抹在手心和手背,包括手指间、指尖、指甲和手腕。
(3) 揉搓双手,手指交叉揉搓,用手指尖轮流搓洗掌心,确保每个部位充分清洁。
(4) 持续揉搓双手至少20秒,确保彻底清洁。
(5) 用清水冲洗双手,确保肥皂、洗手液和污垢完全冲洗干净。
(6) 用干净的纸巾擦干或干手器烘干双手。

2. 消毒步骤
(1) 取消毒液:使用合格的手部消毒剂,涂抹在双手上,确保使用足够的消毒剂。
(2) 均匀涂抹:确保均匀涂抹在双手的所有表面,包括手背、手指、手掌、指缝和指甲周围。
(3) 搓揉双手:用力搓揉双手,使消毒覆盖所有区域。持续搓揉至消毒液干燥。按照消毒剂的使用说明,保持一定的消毒时间,通常为20秒以上。
(4) 用干净、干燥的纸巾擦干或干手器烘干双手,避免使用湿巾或其他可能引起污染的物品。

3. 注意事项
(1) 双手彻底清洁的情况下,消毒才能达到预期效果。
(2) 消毒液的有效成分符合国家卫生标准。
(3) 避免触摸:在服务期间避免触摸其他没有消毒过的物体表面,以减少污染的可能性。
(4) 遇到从业人员手指出现湿疹之类皮肤问题,不得再从事有触及客人皮肤的操作岗位。

四、手部卫生管理案例

修剪指甲是手部卫生管理的其中一项,有以下几个方面注意事项。

指甲规范
操作流程

(1) 去掉指甲及其周围所有饰物(指甲装饰、戒指等)。

(2) 手指甲长度不超过 0.1 cm,操作时最好不超过指尖。

(3) 勤剪指甲(手指甲平均速度是每月 1 cm,建议一般每 3 天修剪 1 次)。

(4) 不戴各种甲饰和人工指甲、涂抹指甲油等。

(5) 修剪指甲时要修圆磨光,避免刮伤刮痛顾客。

(6) 彻底清洁指甲下污垢及甲周倒刺。

(7) 确保指甲及其周围必须没有炎症。

任务评价

1. 美容师手部消毒操作考核见表 3-2-1。

表 3-2-1　手部消毒操作考核内容

评价内容	评价标准	评价结果
职业道德	诚信:考核美容师是否在手部消毒前向顾客清晰地解释消毒的重要性;责任和专业精神;考核美容师是否主动关注手部消毒的操作细节,积极主动纠正不足之处,确保手部消毒达到标准	通过□不通过□
操作步骤	操作步骤是否正确和完整	通过□不通过□
消毒剂使用	是否正确选择和使用消毒剂	通过□不通过□
消毒方法	手部消毒是否覆盖充分、细致,是否定期进行手部消毒	通过□不通过□
消毒效果	符合国家行业卫生管理规范要求	通过□不通过□

2. 视频录制:录制美容师操作前手部消毒的操作视频,以供教师考核和生生互评的任务评估和反馈。

(林　蕾)

任务三　地面清洁与消毒

学习目标

1. 正确选择适合不同表面的清洁剂和消毒剂,确保清洁和消毒效果。
2. 掌握地面正确的清洁和消毒方法。
3. 严格遵守美容卫生管理相关要求,确保地面的卫生和安全。
4. 定期检查清洁与消毒的效果,确保操作的合规性和良好效果。

问题导入

　　设想一下,你在美容场所接受美容服务,如果地面不干净,会有怎样的感觉? 或许你会觉得不舒服、担心,甚至可能降低对整个美容场所的信任感。你是否知道,为什么要定期进行清洁与消毒。通过正确的清洁和消毒,可以有效地铲除细菌、病毒和污垢可能对健康产生负面影响,减少传染疾病的风险,保障自己和客户的健康与安全。创造一个干净、整洁、舒适的美容环境,为客户带来美丽与健康的双重保障。

知识储备

一、地面消毒的重点区域

　　在美容场所进行地面消毒时,特别需要关注一些重点区域——顾客和从业者经常出现的区域,这些区域容易成为细菌和病毒传播的热点。美容场所地面消毒的重点区域有以下几方面。

　　1. 美容工作区　美容工作区包括化妆台、美容护理间、沐浴间等美容工作区域。这些地方是员工进行美容服务的地方,顾客也经常在这些地方接受服务(图3-3-1)。

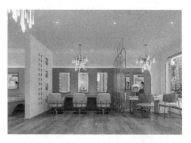

图3-3-1　化妆区

2. 洗手间　洗手间是高风险的区域,因为这里环境潮湿、空气流通不畅,极易滋生繁殖细菌。地面消毒应该特别注意洗手间的地面区域。

3. 休息区　如果美容场所有休息区或休息室,这些地方也需要定期消毒,因为员工和顾客在这些区域休息和等待(图 3-3-2)。

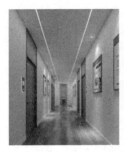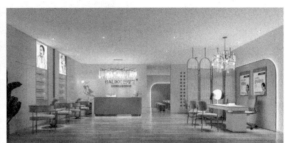

图 3-3-2　休息区

4. 入口和出口区域　入口和出口是人员流动的主要通道,容易成为细菌传播的地方。地面消毒应该重点关注这些区域。

5. 收银台和前台区域　收银台和前台是与顾客接触频繁的地方,也需要经常进行地面消毒。

6. 美容产品陈列区　如果美容场所有产品陈列区,这些地方也需要进行地面消毒,因为顾客经常在这些地方观看和选择产品。

7. 交叉通道　如果美容场所有交叉通道或过道,这些地方也容易积聚细菌,需要定期进行地面消毒。

8. 沙发和等候区　如果美容场所提供等候区或沙发供顾客使用,这些地方也应该经常进行地面消毒。

注意:这些区域需要特别关注和定期消毒,以确保场所的卫生和顾客的健康。同时,定期对整个场所进行综合性的地面消毒也是必要的。

二、地面消毒方法

地面的消毒是确保卫生和顾客健康的重要措施。以下是美容场所地面消毒的常用方法。

1. 清洁　在进行消毒之前,首先应对地面进行彻底清洁。使用清洁剂和水清洗地面,将表面的污垢和灰尘去除。

2. 选择消毒剂　选择适合美容场所地面的消毒剂。消毒剂应该能够有效地杀灭细菌、病毒和其他微生物,同时符合当地卫生部门的标准。

3. 适当稀释　根据消毒剂的说明,正确稀释消毒剂,以确保其有效性和安全性。

4. 使用喷雾或拖把　可以使用消毒喷雾器或湿拖把将消毒剂均匀地涂抹在地面上。确保地面的每个角落和区域都得到充分覆盖。

5. 注意浸湿时间　消毒剂需要在地面上停留一段时间才能发挥作用。根据消毒剂的说明，让消毒剂在地面上停留足够的时间，通常为几分钟至数十分钟。

6. 擦拭或冲洗　根据消毒剂的说明，可以使用湿拖把或清水将消毒剂从地面上擦拭或冲洗干净。

7. 干燥　地面在消毒后应充分干燥。湿润的地面容易滋生细菌和霉菌，因此确保地面干燥可以有效地避免再次污染。

8. 定期消毒　地面消毒不是一次性的工作，而是应该定期进行的。根据场所的使用频率和卫生要求，制定适当的消毒计划，并严格执行。

注意：不同国家和地区可能有不同的卫生法规和消毒标准，美容场所应该遵循当地卫生部门发布的相关指导方针和标准，并使用合适的消毒剂和方法来保持地面的卫生。

三、地面清洁禁忌

在美容场所进行地面清洁和消毒时，需要注意一些禁忌，以确保操作安全和有效。以下是地面清洁与消毒的一些禁忌。

1. 混合不同种类的消毒剂　不同种类的消毒剂可能含有不同的化学成分，混合使用可能产生有害的化学反应或减弱其消毒效果。因此，禁止混合不同种类的消毒剂使用。

2. 忽略消毒剂的使用说明　每种消毒剂都有固定的稀释比例和使用方法，忽略使用说明可能导致消毒剂过强或过弱，从而影响消毒效果或造成危险。

3. 使用过期的消毒剂　过期的消毒剂可能失去有效性，无法达到预期的消毒效果。确保使用有效保存、未过期的消毒剂。

4. 不适当的通风　在使用消毒剂时，要确保有足够的通风，以防止有害气体积聚在室内，对员工和顾客造成健康风险。

5. 使用不适当的工具　使用不适当的清洁工具可能导致清洁不彻底或对地面造成损坏。选择适合地面类型的清洁工具和设备。

6. 忽略个人防护　在使用消毒剂进行地面清洁时，应戴上适当的个人防护装备，如手套和口罩，以保护自己的健康。

7. 过度使用消毒剂　过度使用消毒剂可能对环境造成不必要的污染，同时可能导致地面损坏。按照推荐的消毒剂使用量进行操作。

8. 忽略清洁步骤　在进行地面消毒前，应先进行充分的清洁，确保地面表面没有污垢和灰尘。只有在清洁的基础上进行消毒才能保证消毒效果。

注意：不同地区和国家可能有不同的卫生法规和消毒标准，美容场所应该遵循当地卫生部门发布的相关指导方针和标准，并且要确保员工接受了正确的消毒培训。

四、地面清洁与消毒案例

1. 地面清洁与消毒

（1）地面实行班前小清扫，班中随时扫，班后大清扫的原则。

（2）班前用扫帚干扫 1 次，清除灰尘杂物。

（3）班中随时清扫地面杂物垃圾，视情况选择干扫或湿拖后干拖把拖干/风干或其他方式进行。

（4）班后清洁：①用扫帚干扫，如有细密灰尘可以喷洒少量清水后扫。②用拖把以清洁剂、消毒剂拖地，一般实施清洁与消毒使用 250～500 mg/L 含氯清洁剂或其他消毒剂，作用 30 分钟以上；有血液、体液等污染地面，先去除可见污染物，再使用 20 000 mg/L 含氯清洁剂、或其他消毒剂，作用 30 分钟以上。③用铲子、刷子去除余下污物。④用净水彻底冲洗干净。⑤用干拖把拖干地面或风干。⑥可于离店前打开紫外线灯，夜间进行环境内整体消毒。

（5）填写清洁记录。根据完成的清洁与消毒情况，完整记录并签字。

2. 效果评估

（1）地面保持全天干净，无肉眼可见杂物垃圾。

（2）地面干净明亮，无污垢，无水渍，无破损。

（3）记录填写及时准确无误。

任务评价

地面清洁与消毒场景实操考核见表 3-3-1。

表 3-3-1　地面清洁与消毒场景实操内容

评价内容	评价标准	评价结果
重点区域	口述大于 5 条	通过□不通过□
清洁	无肉眼可见杂物垃圾	通过□不通过□
清洁与消毒频次	操作 3 次，是否正确和完整	通过□不通过□
消毒剂使用	是否正确选择和使用消毒剂	通过□不通过□
消毒方法（班后清洁为例）	是否正确和完整	通过□不通过□
禁忌	口述大于 5 条	通过□不通过□
消毒效果	符合国家行业卫生管理规范要求	通过□不通过□

（张惠英）

地面清洁与
消毒流程

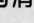

任务四　房间清洁与消毒

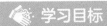

学习目标

1. 熟悉并理解美容房间清洁与消毒的标准,包括清洁频率、消毒剂的使用和消毒时间、消毒方法等。

2. 能正确选择和使用适合房间清洁与消毒的消毒剂。

3. 掌握清洁与消毒操作技巧(喷雾、擦拭、使用消毒设备等),确保操作规范、高效。

4. 具有高度的责任心和细心,确保每个区域都得到充分的清洁与消毒,不留死角。

问题导入

在美容行业中,每位从业人员都应意识到房间清洁与消毒中可能存在的风险和问题,不断提高清洁与消毒操作水平,确保清洁与消毒工作的质量和效果符合标准,才能最大限度地降低员工和顾客的风险。同时,定期进行培训也是必要的,以适应不断变化的清洁与消毒标准和法规。设想一下,如果不经过专门的培训,进行房间清洁与消毒可能会带来什么风险?

知识储备

一、房间清洁与消毒的标准

清洁与消毒的标准是确保房间和表面没有病原体和有害微生物的存在,以保障人员的健康和安全。以下是清洁与消毒的一般标准。

1. 清洁程度　表面应该保持干净,没有灰尘、污垢和杂物。使用合适的清洁剂和工具,确保表面没有明显的污渍和污染。

2. 使用合适的消毒剂　选择对人体无害、适合目标微生物的消毒剂，并确保按照正确的浓度和使用方法进行消毒，能有效杀灭或去除表面上的细菌、病毒和真菌等有害微生物，以保证消毒的有效性。

3. 正确的消毒时间　消毒剂需要一定的接触时间才能有效杀灭病原体。根据消毒剂的说明，确保适当的接触时间。

4. 消毒频次科学合理　定期对房间和工具进行消毒，以确保持续的清洁与消毒效果。根据美容房间的客流量和使用情况，确定消毒频次。一般来说，客流量越高，消毒的频率应该越高，以确保房间始终保持清洁和安全。消毒频次应根据实际情况来合理调整，以满足卫生标准和顾客需求。

清洁与消毒频次举例如下表示。

（1）高客流量时：在客流量较高的时候，比如早晚高峰时段，可以每小时进行一次局部清洁与消毒，特别是对经常接触的表面和工具。

（2）中客流量时：在客流量较为中等的时候，可以每2～3小时进行一次局部清洁与消毒。

（3）低客流量时：在客流量较低的时候，可以每4～6小时进行一次局部清洁与消毒。

（4）结束时消毒：每天营业结束时，对整个美容房间进行全面清洁消毒，确保彻底清洁，并在次日重新开始营业前再次进行消毒。

5. 做好个人防护　在进行清洁与消毒工作时，工作人员应戴上适当的个人防护装备，如手套和口罩，以保护自己免受化学物品的伤害。

6. 健康和安全培训　所有从事清洁与消毒工作的员工应接受相关的健康和安全培训，了解正确的操作步骤和注意事项。

7. 检测和监控　定期进行表面微生物测试，以确保清洁与消毒工作的有效性，并及时发现问题并采取相应措施。

二、房间清洁与消毒的要求

通过遵循以下要求，可以有效安全地进行美容房间（美容操作间和调配间见图3-4-1和图3-4-2）的清洁与消毒，为顾客提供一个安全、干净的美容环境。同时，持续关注卫生标准和最佳实践，不断改进和更新清洁与消毒方法，以确保工作的有效性和高效性。

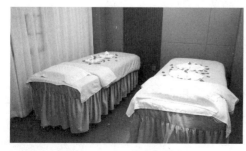 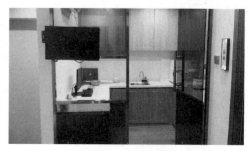

图3-4-1　美容操作间　　　　图3-4-2　调配间

1. 遵循卫生标准　严格遵循当地卫生部门制定的相关卫生标准和指南,确保清洁与消毒符合法规和规定。正确的操作方法:按照正确的操作方法和步骤进行清洁和消毒,确保操作规范和安全。

2. 使用合适的清洁剂和消毒剂　选择专门用于美容房间的清洁剂和消毒剂,按照产品说明正确使用,特别是在稀释比例和接触时间方面。确保其具有杀菌消毒的效果,并符合相关卫生标准。

3. 定期清洁与消毒　制定定期的清洁与消毒计划,定期对整个美容房间进行全面消毒,包括地板、墙壁和所有表面,确保房间和工具按时进行清洁与消毒,避免细菌和病毒的滋生。如每天的清洁房间是非常必要的,特别是在高峰时段结束后和开始前。确保所有表面都得到适当的清洁,包括桌子、椅子、仪器和工具。

4. 定期更换清洁工具和布料　定期更换清洁工具和布料,确保其清洁和无污染,避免交叉污染。清洁与消毒过程中要注意避免交叉污染,不同区域和不同顾客之间使用不同的清洁工具和消毒设备。

5. 使用专业消毒设备并定期维护　选择适合的专业消毒设备,如紫外线灯、蒸汽清洁器等,以提高清洁与消毒的效率和彻底程度;并对消毒设备进行定期维护和保养,确保消毒设备处于良好的工作状态,以保证其正常工作和消毒效果。

6. 工具消毒　所有使用的美容工具,如剪刀、镊子、调膜碗等,应在每位客户使用前进行彻底清洁与消毒。根据消毒方法的要求,确保消毒的时间,以确保病原体得到有效杀灭。

7. 垃圾处理　使用有盖垃圾桶,每天及时处理垃圾,避免垃圾滞留引起异味和细菌滋生。

8. 空气质量　保持房间的通风良好,可以使用空气净化器或空气清新剂,确保空气中的微生物和污染物保持在可接受范围之内。

9. 定期检查消毒效果　定期进行微生物测试,检查清洁与消毒效果是否符合标准,及时发现问题并采取措施。

三、美容房间清洁与消毒方法

1. 准备工作
(1) 确保房间无客人和员工,避免干扰和交叉感染。
(2) 收集所需的清洁剂、消毒剂和工具,确保它们都在有效期内。
2. 清除杂物
清除房间内的杂物和垃圾,保持房间整洁。
3. 干扫地面
使用扫帚或吸尘器对房间地面进行干扫,去除灰尘和杂物。
4. 湿拖地面
使用拖把和适当的清洁剂对地面进行湿拖,确保地面干净。

5. 清洁表面

使用适当的清洁剂和湿布,对桌子、椅子、镜子等表面进行擦拭,去除污垢和污渍。

6. 消毒工具和设备

使用专业消毒设备或消毒剂,对使用的美容工具、设备和器具进行彻底消毒。

7. 更换布料和毛巾

定期更换毛巾、美容服、一次性用品等布料,确保它们清洁干净。

8. 消毒喷雾

使用消毒喷雾剂对房间内的表面和空气进行喷洒消毒,确保全面杀灭病原体。

9. 检查消毒效果

定期进行微生物测试,检查清洁与消毒效果是否符合标准,及时发现问题并采取措施。

10. 通风房间

在消毒完成后,确保房间保持通风良好,让新鲜空气流通,帮助快速干燥。

11. 整理房间

(1) 确保房间内所有物品整齐摆放,准备迎接下一位客户。

(2) 记录和维护:记录清洁与消毒的日期、时间、执行者、使用的清洁剂和消毒剂等信息。

(3) 定期维护和保养消毒设备,确保其正常工作。

注意:不要混合不同种类的清洁剂和消毒剂;不要使用过期的消毒剂;不要使用强酸或强碱清洁剂;不要随意改变清洁与消毒计划;不要忽略消毒要求的时间;不要忽略个人防护;不要使用破损或老化的消毒设备和工具;不要忽略定期维护;不要超量使用消毒剂。

四、房间清洁与消毒具体操作

1. 房间内 各种家具要做到班前小清扫,除灰尘;班中随时清理杂物垃圾;班后大清扫原则。

2. 房间内各种家具 门把手、公用饮水机、各类遥控器、开关等细节部位要注意不要遗漏,班后清洁与消毒。

(1) 用干布除去干污物。

(2) 可使用 0.05% 过氧乙酸溶液或 $250 \sim 500$ mg/L 含氯清洁剂、消毒剂按照先内后外,先上后下原则擦拭,作用 30 分钟以上;有血液、体液等污染表面,先去除可见污染物,再使用 20 000 mg/L 含氯清洁剂、消毒剂擦拭,作用 30 分钟以上。

(3) 风干。

(4) 可于离店前打开紫外线灯,夜间进行环境内包括室内空气整体消毒。

3. 室内空气 首选自然通风,建议每日早中晚三次,视房间大小,每次 $15 \sim 30$ 分钟为宜,若遇雨天或雾霾天使用空调进行通风换气。传染病流行期间或发现疑似人员时,使用 2% 过氧乙酸 1 g/m³ 喷雾法或熏蒸法,作用 30 分钟以上。

4．通风设备和空调　班后清洁与消毒。

(1) 用抹布、刷子擦去积尘与霉斑。

(2) 用 250～500 mg/L 含氯清洁剂、消毒液擦拭送、排风口。

(3) 用 250～500 mg/L 含氯清洁剂、消毒液清洗消毒过滤器(网)。

(4) 每年清洗消毒 1 次表冷器、加湿器、新风机组、冷凝水盘等。

5．墙壁、天花板(包括照明设施)和门窗　每月 1 次或需要时进行。

(1) 用干布除去干污物。

(2) 用湿布擦拭或用水冲刷。

(3) 用 250～500 mg/L 含氯清洁剂、消毒液清洗。

(4) 用湿布抹净或用水冲净。

(5) 风干。

6．工作台　每次使用后清洁与消毒。

(1) 清除碎发及污物。

(2) 用湿布擦拭或用水冲刷。

(3) 用 250～500 mg/L 含氯清洁剂清洗。

(4) 用湿布抹净或用水冲净。

(5) 用 250～500 mg/L 含氯消毒剂消毒。

(6) 风干。

7．记录　打扫后及时填写记录备查。

五、效果评估

(1) 房间内(涵盖各种家具)表面无灰尘污物,无肉眼可见杂物垃圾。

(2) 室内空气清新干燥、无异味。

(3) 工作台面无污垢、无水渍、无破损。

(4) 记录填写及时准确无误。

任务评价

1. 上述案例的消毒方法是否安全有效,是否具有普适性?

2. 你认为在每天客流量高峰时段,如何确保房间清洁与消毒有效性?

3. 根据卫生管理规范要求,如何对顾客使用的空气进行清洁与消毒? 各区域使用后的墙壁、清洁台应该怎么处理才符合卫生要求?

(张　彤　于君桐)

任务五　卫生间、沐浴间的清洁与消毒

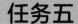 学习目标

1. 具备良好的卫生意识,理解卫生的重要性。
2. 掌握正确的清洁与消毒方法和技巧,确保卫生间和沐浴间达到相关卫生标准。
3. 在工作中保持细致认真,注重细节,确保清洁与消毒彻底和有效。
4. 能够准确判断消毒频次和方法,根据客流量和场景需求调整工作策略。

 问题导入

　　美容院的卫生间、沐浴间,可能是整个美容会所最容易被忽视的地方,但却是潜在的卫生隐患重灾区。如果我们不重视清洁与消毒,不仅会影响顾客对美容会所的信任和满意度,还可能让那些可恶的细菌和病原体在这里猖獗。当然,不合适的消毒方法和频次也可能让这些"小可恶们"逍遥法外。那么,如何才能在这个看似普通却不可忽视的地方,做到彻底的清洁与消毒,让健康和美丽在此交相辉映? 让我们一起来探讨清洁与消毒的要领吧。

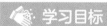 知识储备

一、卫生间、沐浴间日常卫生管理规范

　　1. 早晨开店前　检查卫生间和沐浴间(图3-5-1)的清洁情况,确保昨日的清洁工作完成良好。准备所需的消毒剂、清洁工具和个人防护装备。

　　2. 定时清洁与消毒　每隔一段时间(根据客流量和使用频率决定),对卫生间和沐浴间进行定时清洁与消毒。

　　(1) 使用专业消毒剂,擦拭卫生间和沐浴间的表面,如洗手池、镜子、淋浴设备等。

（2）使用消毒剂喷雾,对常接触的表面进行喷洒消毒,确保全面杀灭病原体。

3. 消毒设备 对使用的设备和用品进行彻底消毒。使用专业消毒设备,如紫外线灯或蒸汽消毒器,确保设备彻底消毒。

4. 常备消毒剂 在卫生间和沐浴间内,备有常用的消毒剂和纸巾等,供顾客和员工使用。指示顾客使用消毒剂进行个人防护,如洗手液和消毒湿巾。

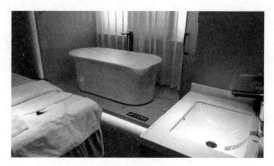

图 3-5-1 沐浴间

5. 消毒频次记录 记录清洁与消毒的日期、时间和执行者,确保消毒工作按时进行和有效执行。定期检查消毒效果,进行微生物测试,确保消毒效果符合标准。

6. 实时保洁 在高客流时段,安排专人实时保洁,定期检查并清理卫生间和沐浴间,保持整洁。

二、卫生间、沐浴间清洁与消毒

1. 检查清洁程度 定期检查卫生间和沐浴间的清洁程度,包括地面、墙壁、洗手池、镜子等表面是否干净,是否有明显的污垢和污渍。

2. 检测细菌数量 配合相关部门定期进行微生物测试,检测卫生间和沐浴间的细菌数量,确保消毒效果符合卫生标准。

3. 顾客满意度调查 定期进行顾客满意度调查,了解顾客对卫生间和沐浴间清洁与消毒的评价,是否满意并提出改进建议。

4. 检查消毒频次 根据美容会所的客流量和使用频率,检查清洁与消毒的频次是否合理,是否满足卫生标准。

5. 员工培训与绩效评估 评估员工对清洁与消毒知识和技能的掌握程度,进行培训和绩效评估,以确保员工能够正确执行清洁与消毒工作。

6. 定期内部检查 由专业机构进行定期内部检查,评估美容会所卫生间和沐浴间清洁与消毒工作的质量和合规性。

7. 反馈和改进 根据效果核查的结果和顾客反馈,及时采取改进措施,优化清洁与消毒工作流程和管理规范。

三、卫生间和沐浴间清洁与消毒注意事项

1. 化学品伤害 不正确使用消毒剂和清洁剂时,可能造成皮肤和呼吸道的化学品伤害,特别是没有佩戴适当个人防护装备的情况下。

2. 滑倒和摔伤 在清洁过程中,水和清洁剂可能造成地面湿滑,容易导致员工或顾客滑倒和摔伤。

3. 混用清洁剂　错误地混合不同种类的清洁剂和消毒剂可能导致有害气体释放,对员工和顾客的健康造成危害。

4. 不当使用消毒设备　不正确地使用消毒设备,如紫外线灯或蒸汽消毒器,可能造成电器故障或对眼睛造成伤害。

5. 交叉感染　不恰当的清洁和消毒可能导致交叉感染,使细菌和病原体在卫生间和沐浴间传播。

6. 设备维护不当　消毒设备和工具的维护不当可能影响其消毒效果,导致清洁与消毒工作的不彻底。

7. 人员不当操作　员工不按规定操作或缺乏正确的清洁与消毒知识和技能,可能影响清洁与消毒工作的效果。

四、清洁与消毒案例(以含氯清洁剂为例)

卫生盟洗间清洁与消毒操作流程

卫生间要通风、可使用淡雅盘香除臭,污染纸张垃圾桶在满 2/3 的时候及时清理、客流量大的时候 2 小时更换一次。

案例一

卫生间清洁与消毒

1. 工具和材料准备

(1) 清洁剂:适用于卫生间的专用清洁剂,如多功能清洁剂。

(2) 消毒剂:含氯消毒剂或其他适用消毒剂,如酒精消毒剂。

(3) 清洁布和海绵:用于擦拭和清洁表面。

(4) 马桶刷:专用的马桶刷,用于清洁马桶内部。

(5) 垃圾袋:用于收集垃圾和废弃物。

(6) 手套和口罩:保护员工的个人安全。

2. 步骤

(1) 清洁地面和墙壁:使用清洁剂擦拭卫生间地面和墙壁,特别注意清洁角落和边缘;使用清洁布或海绵清洁地面上的污渍和水渍。

(2) 清洁洗手盆和镜子:使用清洁剂擦拭洗手盆和镜子表面,去除污垢和水渍;使用干净的布擦干洗手盆和镜子。

(3) 清洁马桶:使用马桶刷刷洗马桶内部,确保彻底清洁马桶内表面和排水孔;使用清洁剂擦拭马桶外表面,包括马桶座圈和水箱盖。

(4) 消毒:准备适量的消毒剂,如含氯消毒剂或酒精消毒剂;将消毒剂涂抹在卫生间的常接触区域,如门把手、水龙头和手动冲洗按钮等;让消毒剂在表面停留一段时间,通常 10~15 分钟,确保充分消毒。

（5）清洁和消毒马桶刷和拖把：清洁马桶刷和拖把，将其浸泡在含氯消毒剂中消毒一段时间，然后晾干。

（6）更换垃圾袋和废弃物处理：将使用过的垃圾袋及时更换，确保垃圾不滞留在卫生间内；将废弃物放入垃圾袋并妥善处理。

（7）通风：保持卫生间的通风，有助于除臭和空气流通。

（8）记录和追踪：建立清洁与消毒记录，包括清洁和消毒时间、使用的清洁剂和消毒剂，以及操作人员等信息，有助于追踪和管理。

案例二

马桶清洁与消毒

美容院马桶的清洁与消毒方法应符合卫生管理规范要求，本案例可参考。美容院可以根据自身情况和需要进行调整和改进。同时，定期培训员工并强调正确操作，能够确保清洁与消毒工作的有效执行和卫生安全的保障。

1. 工具和材料准备

（1）清洁剂：专用的马桶清洁剂，可选择含氯消毒剂或其他适用消毒剂。

（2）马桶刷：专用的马桶刷，用于刷洗马桶内外表面。

（3）清洁布或海绵：用于擦拭和清洁马桶表面。

（4）高温清洗机（可选）：用于高温清洁马桶座垫和马桶表面。

2. 步骤

（1）准备工作：戴上适当的防护用品，如手套和口罩，确保员工的个人安全；确认马桶上没有残留的物品，如纸巾或其他杂物，以免影响清洁效果。

（2）清洁马桶外表面：使用清洁剂喷洒在马桶外表面，包括马桶座圈、座圈下和水箱盖等部位；用马桶刷刷洗外表面，特别是马桶边缘和排水孔等易积聚污垢的地方。

（3）清洁马桶内部：将适量的清洁剂倒入马桶内，特别注意涂抹在马桶座圈和排水孔等部位；使用马桶刷刷洗马桶内部，确保彻底清洁内部表面。

（4）高温清洗（可选）：使用高温清洗机对马桶座垫和马桶表面进行高温清洁，以杀灭更多的细菌和病毒。

（5）冲洗：用清水充分冲洗马桶内外表面，确保清洁剂被冲洗干净。

（6）消毒：准备适量的消毒剂，如含氯消毒剂，按照使用说明配制消毒液；将消毒液涂抹在马桶内外表面，特别是马桶座圈、座圈下、水箱盖和手动冲洗按钮等部位；让消毒剂在表面停留一段时间，通常10~15分钟，确保充分消毒。

（7）再次冲洗：使用清水再次充分冲洗马桶内外表面，确保消毒剂残留被冲洗干净。

(8) 干燥与整理：用干净的布或海绵擦拭马桶表面，保持干燥和整洁；整理马桶座垫和纸巾，确保放置整齐，避免交叉污染。

(9) 记录和追踪：建立清洁与消毒记录，包括清洁和消毒时间、使用的清洁剂和消毒剂，以及操作人员等信息，有助于追踪和管理。

案例三

沐浴间清洁与消毒

1. 准备工具和材料

(1) 清洁剂：适用于沐浴间或浴室的专用清洁剂，如多功能浴室清洁剂。

(2) 消毒剂：含氯消毒剂或其他适用消毒剂，如酒精消毒剂。

(3) 清洁布和海绵：用于擦拭和清洁表面。

(4) 浴室刷：专用的浴室刷，用于刷沐浴间地面和墙壁。

(5) 垃圾袋：用于收集垃圾和废弃物。

(6) 手套和口罩：保护员工的个人安全。

沐浴间清洁与
消毒操作流程

2. 清洁沐浴间地面和墙壁

(1) 使用清洁剂擦拭浴室地面和墙壁，特别注意清洁角落和边缘。

(2) 使用沐浴间刷刷洗地面和墙壁，去除污渍和水渍。

3. 清洁洗浴设施和配件

(1) 使用清洁剂擦拭浴缸、淋浴器、洗手盆等洗浴设施和配件，去除污垢和水渍。

(2) 使用清洁布或海绵清洁表面，特别注意清洁水垢和肥皂渍。

4. 清洁马桶和马桶区域　马桶和马桶区域的清洁见案例一。

5. 消毒

(1) 准备适量的消毒剂，如含氯消毒剂或酒精消毒剂。

(2) 将消毒剂涂抹在常接触区域，如门把手、沐浴器把手和洗手盆等。

(3) 让消毒剂在表面停留一段时间，通常 10～15 分钟，确保充分消毒。

6. 更换垃圾袋和废弃物处理

(1) 将使用过的垃圾袋及时更换，确保垃圾不滞留在沐浴间内。

(2) 将废弃物放入垃圾袋并妥善处理。

7. 通风　保持沐浴间的通风，有助于除臭和空气流通。

8. 记录和追踪　建立清洁与消毒记录，包括清洁和消毒时间、使用的清洁剂和消毒剂，以及操作人员等信息，有助于追踪和管理。

9. 注意事项

（1）防护措施：在清洁和消毒过程中，员工应戴上手套和口罩，确保个人安全。

（2）定期培训：定期培训员工有关正确的清洁与消毒方法和操作技巧，以确保工作的有效执行。

（3）使用说明：使用清洁和消毒剂时，务必遵循厂家的使用说明，避免不当使用导致危险。

（4）分开储存：将清洁和消毒剂分开储存，避免混淆使用，防止交叉污染。

（5）定期检查设施：定期检查沐浴间设施和配件的状况，及时修理或更换损坏的部件，保持设施的完好。

任务评价

通过实际观察、模拟演练等方式，按表 3-5-1 内容进行自评、互评，达到要求为合格，未达到要求为不合格。

表 3-5-1　卫生间、沐浴间的清洁与消毒考核评价内容

评价内容	内容要求	评价结果
安全意识	对清洁与消毒过程中安全措施的重视程度，是否能正确进行个人防护，避免化学品伤害和其他意外事故	合格□不合格□
清洁与消毒知识	是否掌握不同表面和设备的清洁与消毒方法、消毒剂的选择和使用	合格□不合格□
操作技能	正确使用清洁工具、消毒剂和设备的能力	合格□不合格□
效率和质量	效率和质量是否能达到卫生标准和消毒效果要求	合格□不合格□
解决问题的能力	是否能及时发现问题，并采取相应的解决措施	合格□不合格□
协作能力	与同事配合的情况、共同完成任务的能力等	合格□不合格□

（段誉娇）

任务六　　布草卫生管理

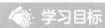

学习目标

1. 熟悉不同类型布草的特点和材质,了解不同布草的清洁和消毒要求。

2. 能够正确分类布草,根据不同布草的特性采用适当的清洁和消毒方式进行处理。

3. 知晓相关法律法规和卫生标准,确保工作符合规范要求。布草间始终保持清洁、卫生。

问题导入

布草使用频繁,易造成布草受污、受损,增加清洁与消毒的难度。加之,布草种类繁多,每种布草的清洁与消毒要求不同,导致操作复杂。如何在高频使用的情况下,确保布草的清洁与消毒符合相关法规和标准,同时,保证布草的使用寿命和品质? 这些问题在布草间卫生管理中是非常关键的挑战。我们必须寻找科学、高效的解决方案,以确保顾客的健康和安全。让我们共同重视这个重要的任务,不断学习和改进。

知识储备

一、布草卫生管理

美容院的毛巾、浴巾、床单等非一次性公用布草的卫生管理是美容院运营中必不可少的一环,只有保持良好的卫生管理,才能确保美容用品的清洁卫生,提升美容院的服务质量和客户满意度。

布草卫生管理,了解不同布草的特性和清洁与消毒要求是第一步,接着建立严格的卫生管理制度和操作流程。合理选择清洁与消毒手段和设备,结合新技术,提高清洁效率,保障卫生质量。

1. 规范卫生操作流程　美容院应建立规范的卫生操作流程,明确布草的清洁与消毒频率、方法和责任人,确保每个环节都得到妥善执行。

2. 定期清洁和消毒　布草应定期进行清洁和消毒,一般每日清洁,使用合适的消毒剂对货架、储物柜等表面进行消毒。

3. 分类管理用品　不同种类的用品应分别管理,避免交叉污染。设立不同的区域或储物柜用于存放毛巾、浴巾、床单和拖鞋等,保持整齐有序。

4. 储物环境卫生　布草间的地面、墙壁和货架等表面应保持干净整洁,定期清理和消毒,防止灰尘和污垢积累。

5. 通风和除湿　保持布草间的通风良好,有助于除湿和降低细菌滋生的可能性。

6. 垃圾处理　将用过的垃圾袋及时更换,防止细菌滋生和异味扩散。垃圾应分类投放。

7. 定期检查用品状态　定期检查存放的毛巾、浴巾、床单和拖鞋等用品是否有损坏、变色等,应及时更换。

8. 员工培训　布草间的工作人员应接受清洁与消毒操作的培训,了解正确的操作流程和消毒原则,保证操作的准确性和效果。

9. 设立消毒记录　建立清洁与消毒记录,记录每日的清洁与消毒情况,包括时间、方式和责任人等信息,有助于追溯和跟踪。

10. 遵循法规　美容院应遵循所在地区的卫生法规标准,确保清洁与消毒操作符合相关要求,保障公共健康。

二、布草清洁与消毒

布草在美容院内或外送进行清洁与消毒,取决于多个因素,包括清洁设施、规模、需求和成本等。

1. 美容院内进行清洁与消毒

(1) 自控性。在院内清洁与消毒布草,美容院可以更好地掌控清洁程序,灵活调整清洁时间和频率,符合实际需要。

(2) 节约成本。院内清洁与消毒可以节约外送清洁服务的成本,特别是对于规模较小的美容院来说,自行清洁可更经济实惠。

(3) 灵活性。美容院可以根据需要随时处理布草,特别是在忙碌的时段,不必等待外送服务的时间。

(4) 安全控制。美容院可以对清洁剂和消毒剂的使用进行更严格的控制,确保符合卫生管理要求。

2. 外送进行清洁与消毒

(1) 专业清洁。外送清洁服务通常由专业的清洁公司执行,他们拥有专业设备和经验,能够确保高质量的清洁与消毒,符合卫生管理标准。

(2) 高效便捷。外送清洁服务可以节约美容院的时间与人力资源,让员工专注于美容服务,提高工作效率。

（3）大规模需求。对于规模较大、拥有大量布草需处理的美容院来说，外送清洁服务更能满足大批量处理的需求。

（4）符合要求。一些地区可能有卫生管理专业要求，对于布草的清洁与消毒可能有特定标准，外送清洁服务能更好地满足这些要求。

（5）减少卫生风险。外送清洁服务可以减少美容院内的卫生风险，尤其是对于特殊疾病、传染病等场景，外送清洁更安全。

3. 布草存放

（1）保持干燥通风。存放布草的地方应保持干燥通风，避免潮湿和霉菌滋生。可以选择干燥、清洁的储物室或专门的布草储存柜。

（2）分类存放。将不同种类和用途的布草进行分类存放，如床单、毛巾、美容服等分开存放，避免混放交叉污染。

（3）避免阳光直射。布草应避免直接阳光照射，长时间暴露在阳光下会导致颜色褪色和纤维老化。

（4）清洁储物容器。使用干净的储物容器或专用塑料袋来存放布草，确保储物容器的卫生和布草不受污染。

（5）标记日期。在布草存放容器上标记存放的日期，有助于追踪和管理布草的使用时间和更换周期。

（6）定期检查。定期检查存放的布草，确保其干燥、整洁和无污染。如发现问题，及时处理和更换。

（7）隔离污染。如果在存放过程中发现布草被污染，应及时隔离，并采取相应的清洁和消毒措施。

（8）遵循规范。美容院应建立布草存放和管理的规范，明确责任和操作流程，确保清洁与消毒工作得到严格执行。

三、布草清洁与消毒案例

布草清洁与消毒案例分别从美容院内和外送两个方面介绍。

📖案例一

美容院内布草清洁与消毒

1. 清洁与消毒步骤

（1）收集布草。将美容院使用的床单、毛巾、美容服等布草收集起来，分类整理，并确保布草干燥，避免受潮。

（2）分拣布草。将不同种类和用途的布草进行分类分拣，如床单、毛巾、美容服等，避免混洗。

（3）预处理。对于严重污渍的布草，可先进行预处理，比如涂抹适当的清洁剂或漂洗剂去除污渍。

（4）洗涤。布草放入洗衣机，使用适量的洗衣液或洗衣皂，并按照洗涤说明进行洗涤。使用温和的洗衣程序和适当的水温，避免过热可能导致的毛巾损伤。

（5）漂洗。洗涤程序中加入漂洗剂，确保布草洗净干净，不留下洗衣液残留。

（6）消毒处理。在洗涤后的布草中加入适量的消毒剂，用清水浸泡一段时间，通常为 10～15 分钟，确保充分消毒。

（7）高温消毒（可选）。对于可耐高温的布草，可以进行高温消毒。使用高温清洗机将布草暴露在高温下一段时间，确保彻底消毒。

（8）漂白（如有需要）。布草严重污渍，可以使用含氯漂白剂对白毛巾进行漂白。但要注意正确使用漂白剂，避免对布草造成损害。

（9）烘干。将洗涤后的布草放入烘干机进行烘干，确保布草干燥。

（10）折叠和储存。将干燥的布草进行折叠并储存在干燥、清洁的地方，避免细菌滋生和污染。

（11）定期更换。定期更换布草，建议每天更换或根据实际情况灵活调整，以保持布草的干净和卫生。

2. 消毒方法

（1）选择消毒剂。选择含氯消毒剂或其他适用的消毒剂，确保有效杀灭细菌和病毒。

（2）浸泡消毒。洗涤后的布草中加入适量的消毒剂，用清水浸泡一段时间，通常为 10～15 分钟，确保充分消毒。

（3）高温消毒（可选）。可耐高温的布草，可以进行高温消毒。使用高温清洗机将布草暴露在高温下一段时间，确保彻底消毒。

案例二

布草外送清洁与消毒

1. 收集布草　将美容院使用的床单、毛巾、美容服等布草收集起来，分类整理，并确保布草干燥，避免潮湿的情况。

2. 封装布草　将布草进行分类封装。比如将床单、毛巾、美容服等分开封装，以防止布草在运输过程中交叉污染。

3. 运输布草　将封装好的布草交由专业的清洁服务提供商进行运输。确保运输过程中的卫生和安全。

4. 清洁洗涤　到达清洁服务提供商的场所后，布草进行清洁洗涤。使用适量的洗涤剂和洗衣程序，确保布草干净。

5. 漂洗　在洗涤过程中加入漂洗剂,确保布草洗干净,不留下洗衣液残留。

6. 消毒处理　在清洁洗涤后,对布草进行消毒处理。选择适用的消毒剂,如含氯消毒剂或其他消毒剂,确保有效杀灭细菌和病毒。

7. 烘干　清洁和消毒后的布草进行烘干,确保布草干燥,防止滋生细菌。

8. 包装　将清洁、消毒、干燥后的布草进行包装,运输回美容院。

任务评价

布草(毛巾、床单、美容服)消毒效果评价见表3-6-1。

表3-6-1　布草消毒效果考核内容

项目	评价标准	评价结果
清洁程度	表面应无明显的污渍、污垢和异味	是□否□
消毒效果	消毒效果可通过化验检测或消毒剂厂家提供的消毒率报告评估	是□否□
无异味	消毒后的布草应无刺鼻或刺激性异味	是□否□
完整度	布草应完整无损,没有破洞或磨损现象	是□否□
标识和追踪	有清晰的标识,包括消毒日期、操作人员等信息,方便追踪和管理	是□否□

（马立娟　龚　磊）

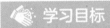

学习目标

1. 了解相关法规和标准,明确清洁与消毒的目的和意义。
2. 掌握不同美容用品的清洁与消毒方法和操作技巧。
3. 严格执行美容用品的定期检查和维护规范,确保物品的质量和状态良好。

问题导入

在美容院,除了布草以外,拖鞋、梳子、杯具、刮板等用品与顾客的皮肤亲密接触是不可避免的。然而,如果这些用品没有得到正确的清洁与消毒,它们可能会成为隐藏的健康杀手。载着细菌和病原体,正在悄悄地给顾客的美丽埋下隐患。我们不能让这样的健康危机存在。为此,我们需要学习正确的清洁与消毒方法和技巧,用专业的技能为顾客提供干净、安全的美容用品,让顾客得到最贴心的服务,顾客选择了你,就选择了健康和美丽的保障。让我们一起来了解这些用品是如何清洁与消毒的吧。

知识储备

使用非一次性美容公用用品(可移动)时,严格的卫生管理至关重要。通过定期更换、清洁与消毒、分类储存和个人使用等措施,可以保障顾客的健康安全,提升服务质量,符合法规标准,同时维护企业形象和声誉。

一、卫生管理要求

(1) 美容刮板(刮痧板)、梳子、杯具和拖鞋等必须严格执行"一客一换一消毒",应该在每位顾客使用前进行更换,确保每位顾客都使用全新、干净的用品。

（2）严禁多人共用一套美容刮板（刮痧板）、梳子、杯具、拖鞋等，以避免交叉感染和传播疾病。

（3）定期检查用品的状况，如有破损、变色、变形、毛刺等，应及时更换。

（4）未使用的美容刮板（刮痧板）、梳子、杯具和拖鞋应分开储存在干燥、清洁的环境中，不与其他污染物接触，避免二次污染。

二、清洁与消毒的原则

1. 定期性　未使用过的美容刮板（刮痧板）、梳子、杯具和拖鞋应定期进行清洁和消毒，避免细菌和病毒滋生和传播。清洁与消毒频率可根据使用情况和卫生要求设定，但一般情况下是每日清洁与消毒。

2. 分类性　对不同种类的用品应进行分类处理。区分接触面部和身体使用的、入口的和拖鞋，避免交叉感染。接触面部用品要保持特别干净，以防面部皮肤过敏或感染。

3. 彻底性　清洁与消毒过程必须彻底，确保每个表面和用品都得到充分清洁和消毒。在消毒过程中，要特别注意细节和死角，确保没有遗漏。如拖鞋应清洁与消毒，特别要注意鞋底部分，以防止地面污染传播。

4. 安全性　清洁与消毒过程要注意安全措施，确保工作人员和用户的安全。使用消毒剂时，要注意适当的浓度和使用方法，防止化学品对人体造成危害。

三、消毒方法

1. 高温消毒　适用于杯具、金属刮板等耐高温的用品，比如煮沸消毒，在高温条件下进行消毒，以确保有效杀灭细菌和病毒。

2. 化学消毒　使用化学消毒剂对一些耐化学消毒的用品进行处理，如浸泡在含有适量消毒剂的水中，确保消毒效果。

3. 紫外线消毒　使用紫外线消毒设备对一些小型的用品（如牛角刮板）进行消毒，紫外线具有较强的杀菌作用（紫外线穿透力弱、注意要翻面再次消毒）。确保紫外线消毒设备使用合理，避免人员暴露在紫外线下。

通过遵循这些卫生管理要求、清洁与消毒原则以及采用适当的消毒方法，可以确保美容用的美容刮板（刮痧板）、梳子、杯具和拖鞋等非一次性公用用品的清洁卫生，保证顾客的健康安全。这些措施同样适用于其他可移动的非一次性美容用品和设备的清洁与消毒工作，如吹风机、照明灯、镜子等。

四、美容用品的清洁与消毒案例

美容用品的清洁与消毒案例有拖鞋、杯具和美容刮板的清洁与消毒。

案例一

拖鞋清洁与消毒

1. **收集拖鞋**　收集使用过的拖鞋,确保不同顾客的拖鞋分开收集,避免交叉污染。

2. **清洁**　收集的拖鞋放至专用清洁区域。先用刷子或湿布清除拖鞋表面的灰尘和污垢。

拖鞋清洁与消毒
操作流程

3. **消毒**

(1) 准备消毒剂,可以使用医用酒精、含氯消毒剂或其他专业消毒剂,根据所选消毒剂的说明使用适当的浓度。

(2) 将拖鞋浸泡在消毒剂中,确保每个部分都接触到消毒液。

(3) 根据消毒剂的建议时间,使拖鞋在消毒液中浸泡一段时间。一般来说,消毒时间应该在 10～30 分钟,确保彻底消毒。

(4) 如果使用紫外线消毒设备,将拖鞋放入设备中,根据设备说明进行紫外线消毒。

4. **清洗和漂洗**

(1) 将消毒后的拖鞋取出,用清水彻底清洗,确保消毒剂残留被冲洗干净。

(2) 可以在清洗水中加入少量洗涤剂,然后用清水彻底漂洗,以去除残留的洗涤剂。

5. **晾干**　将清洗干净的拖鞋放在通风良好的地方晾干。避免直接暴露在阳光下,以免影响拖鞋的质量和寿命。

6. **储存**　干净干燥的拖鞋应储存在整洁的储物柜或专用区域,避免二次污染。

7. **记录**　建立拖鞋的清洁与消毒记录,包括消毒日期、使用的消毒剂和操作人员等信息,有助于追溯和跟踪。

8. **注意**　拖鞋的检测标准增加了霉菌项目,定期自我检测以保障消毒效果。

案例二

杯具清洁与消毒

1. **清洗**　将茶杯、果盘内残渣及水清除,然后在洗涤池中用洗洁液清洗,并注意洗刷杯口、盘口。

2. **过水**　在过水池中用清水漂洗餐饮具。

杯具清洁与消毒
操作流程

3. **消毒**

(1) 高温消毒:包括煮沸、蒸汽、红外线消毒等。煮沸、蒸汽、远红外线消毒(如远红外线消毒柜)应保持温度 100℃,作用 15 分钟以上;应急时可以使用微波炉。

（2）药物消毒：将餐饮具完全浸泡入消毒池内的药液中，药液浓度及浸泡时间必须按药物使用说明严格操作，用含氯消毒药时，浸泡液有效氯含量应达 250 mg/L 浓度，浸泡 15 分钟以上。当浸泡有效氯含量低于 200 mg/L（液态含氯消毒剂不太稳定，因此需要现用现配，如果配好超过 2 小时需要检测浓度），应更换药液或加药使有效氯达到 250 mg/L。

4. 保洁

（1）高温消毒后的餐饮具应洁净干爽，可冷却后直接入保洁柜。

（2）药物消毒后漂洗一次，然后倒置餐饮具（15 分钟以内）后放入保洁柜。消毒后的餐饮具要自然滤干或烘干，不应使用手巾、餐巾擦干，以免再次污染。

（3）保洁柜内必须每天清洗、消毒；如果使用垫子，必须每天更换、清洗和消毒并填写记录备查。

5. 注意事项

（1）使用的清洗液和消毒药必须是已取得卫生许可批准文号的合格产品，并在批准有效期内。使用单位应保存上述批件的复印件备查。

（2）各类杯具的总数量应不少于最大可容量的 2 倍。

（3）套包杯具方法：洗净消毒双手，铺上已消毒的干净垫布，将水杯倒放其上，用已消毒的胶（纸）袋从水杯的底部套下，将袋口旋紧密闭，手不能触碰袋内侧、杯沿及内壁，包好后放入保洁柜备用。

案例三

美容刮板清洁操作消毒

1. 清洗　清水认真清洗，洗去肉眼可见脏污，如果有油可以先用擦手纸或软布擦去；重点是要去除油污，可以使用中性洗涤剂。

2. 消毒

（1）金属、陶瓷、玉石等耐高温耐腐蚀材质的刮板可以使用煮沸或高温高压物理消毒，或化学消毒液含氯消毒液 250 mg/L、1％碘伏或 2％～2.5％戊二醛浸泡 15～30 分钟。

（2）南方使用较多的是清热解毒、活血散瘀的水牛角材质，还有其他不适合高温消毒的如树脂刮板，可以使用 0.1％新洁尔灭、75％乙醇消毒后，放入紫外线消毒柜，正反面消毒。

3. 保洁

（1）高温高压和紫外线消毒可以立即放入保洁柜，浸泡后的物品要 20～30 分钟后进入保洁柜，两者最好分开，使用非挥发消毒剂浸泡的物品使用前需要擦拭掉可能残留的消毒剂以免刺激顾客皮肤。

（2）及时做好记录。

美容刮板清洁与消毒操作流程

任务评价

1. 美容刮板消毒效果评价见表 3-7-1。

表 3-7-1　美容刮板消毒效果考核内容

项目	评价标准	评价结果
清洁程度	表面应无明显的油污、污垢	是□否□
消毒效果	消毒方法及消毒时间达标；消毒效果可通过化验检测或消毒剂厂家提供的消毒率报告评估	是□否□
无异味	消毒后的美容用品应无刺鼻或刺激性异味	是□否□
完整度	刮板应完整无损，没有缺角、磨损、毛刺现象	是□否□
标识和追踪	保洁时间注意事项达标；有清晰的标识，包括消毒日期、操作人员等信息，方便追踪和管理	是□否□

2. 拖鞋的清洁、消毒、存放三个环节合规性考核的内容与要求？

（段其菊）

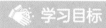

学习目标

1. 了解美容仪器清洁与消毒的基本理论知识和相关的法律法规。
2. 熟练掌握美容仪器的正确清洁与消毒操作技能,确保操作规范、有效。
3. 按照标准化操作程序进行美容仪器的清洁与消毒,确保每一个步骤都符合卫生标准,避免出现疏漏和错误。
4. 具备良好的卫生安全意识和责任心,确保工作过程中不造成交叉感染。

问题导入

　　美容仪器应用非常广泛,尤其高科技美容仪器越来越盛行。但若忽视卫生意识和清洁与消毒,会埋下隐患。想象一下,仪器内堆积污垢,滋生细菌,导致仪器失灵甚至故障频发,可能带来怎样的影响?更可怕的是,如果仪器与皮肤直接接触的部分未经消毒,可能成为疾病传播的载体。那么,如何确保美容仪器应用是安全有效的呢?积极学习清洁与消毒相关知识和技能,成为使用仪器负责任的专业人员是必要的。

学习内容

　　通过严格执行美容仪器卫生管理规范,可以确保美容仪器的安全使用,维护仪器性能,保障顾客的健康与安全。

一、清洁与消毒原则

　　1. 确定清洁与消毒频率　高频使用的仪器清洁应更频繁。一般直接接触求美者的仪器,接触部位一客一消毒,非接触部位每天下班前清洁一次;每周彻底检查并清洁与消毒一次,重点是机器后方、底部、连接线等平时容易忽略或不易清洁的部位。
　　2. 选择合格消毒剂　根据仪器材质和特性选择适用的消毒剂。

3. 保持个人卫生 操作前洗手,佩戴手套和口罩,避免交叉感染。

4. 确保仪器安全 清洁与消毒过程不损坏仪器,不影响仪器正常运行。

二、具体方法和步骤

1. 电子美容仪器清洁与消毒

方法:物理清洁和化学消毒相结合。

步骤:关闭仪器并断开电源;外部清洁,用湿布擦拭仪器表面,去除污垢和油脂;内部清洁,用干净软刷或气压吹去内部积尘;化学消毒,用适合的消毒剂喷洒仪器表面,按说明书指引进行消毒;擦干和验证,用干净干布擦干仪器,确保消毒效果;记录,记录清洁与消毒时间和操作人员。

注意:定期清洁与消毒,确保仪器外部和电极部分卫生;断电情况下,用湿布擦拭仪器表面和电极部分,不让水或消毒剂渗入仪器内部;不能使用汽油、乙醚等有机溶剂清洁仪器外壳、电源连接线等以免引起掉漆褪色。

2. 可拆卸头部件清洁与消毒

方法:分离清洁和化学消毒相结合。

步骤:取下头部件,按照说明书取下可拆卸头部件;物理清洁,每次使用后,及时进行清洁与消毒,用湿布擦拭头部件表面和手柄,去除污垢和油脂;内部清洁,用洗涤剂清洗头部件内部,去除污垢,仪器内部积尘时,使用干净软刷或气压吹去积尘;化学消毒,用适合的消毒剂浸泡头部件,按说明书指引消毒;擦干和组装,用干净干布擦干头部件,正确组装回位,擦干仪器表面和头部件后,放置在干净干燥的环境中,确保彻底干燥;验证清洁效果,检查头部件是否彻底清洁和消毒。

注意:每次使用后立即清洁与消毒,防止细菌滋生;拆下头部件清洁与消毒后,要擦干再正确组装回位。

三、仪器清洁与消毒案例

美容仪器清洁与消毒操作,除了上述学习的基本方法与步骤外,每种仪器还有一些个性化的注意事项。

案例一

美容皮肤检测仪

拍照定位的下颌托、额头托、水油笔等在使用前后用生理盐水棉球、湿巾或棉布蘸少量中性清洗液清洁、70%～75%乙醇消毒。

美容皮肤检测仪清洁与
消毒操作流程

案例二

小气泡美容仪

气泡笔、超声波头、RF 射频、微波理疗四个头在使用前、后用生理盐水棉球、湿巾或棉布蘸少量中性清洗液清洁、70%～75%乙醇消毒。

小气泡美容仪清洁与
消毒操作流程

案例三

调 Q 激光美容仪

与皮肤接触的部位在使用前后用生理盐水棉球、湿巾或棉布蘸少量中性清洗液清洁、70%～75%乙醇消毒；镜片如果有飞溅物或灰尘先用吹气球吹除灰尘,再用无水乙醇清洁。

调 Q 激光美容仪清洁与
消毒操作流程

案例四

二氧化碳激光美容仪

与皮肤接触部位在使用前后用生理盐水棉球、湿巾或棉布蘸少量中性清洗液清洁、70%～75%乙醇消毒；镜片如果有飞溅物或灰尘先用吹气球吹除灰尘,再用无水乙醇清洁。

二氧化碳激光仪清洁与
消毒操作流程

案例五

强脉冲光美容仪(光子嫩肤仪)

手具光窗与皮肤接触部位在使用前后用生理盐水棉球、湿巾或棉布蘸少量中性清洗液清洁凝胶、再用无水乙醇清洁；滤片不直接接触皮肤,生理盐水棉球或湿巾清洁即可。

强脉冲光美容仪清洁与
消毒操作流程

案例六

红蓝光美容仪

　　因为没有直接接触顾客,每天上下班的时候用湿巾或棉布蘸少量中性清洗液,清洁红、蓝光发射面罩内侧。

红蓝光美容仪清洁与
消毒操作流程

案例七

半导体激光脱毛仪

　　手具、激光头在使用前后用生理盐水棉球、湿巾或棉布蘸少量中性清洗液清洁凝胶、再用无水乙醇清洁。

半导体激光脱毛仪清洁
与消毒操作流程

任务评价

　　高级美容仪器的清洁与消毒操作的评价见表3-8-1。

表3-8-1　高级美容仪器的清洁与消毒操作的评价标准

项目	评价标准	评价结果
个人卫生措施	是否佩戴口罩、手套,并洗净双手	是□否□
断电与安全检查	断电下检查电源和线缆是否完好	是□否□
外部清洁	去除污垢和油脂方法正确,没有水渗入仪器内部	是□否□
内部清洁	正确使用软刷或气压吹除仪器内部的积尘消毒仪器表面和手柄,确保覆盖全面	是□否□
化学消毒	正确选择和使用适合仪器材质的消毒剂	是□否□
消毒时间和浸泡要求	消毒剂在仪器表面的时间和浸泡要求合规	是□否□
擦干和验证	仪器表面没有消毒剂残留,无明显污垢	是□否□
安全存放	存放环境安全卫生	是□否□

（林　蕾）

附录　课程标准

一、课程名称

美容消毒与卫生管理。

二、适用专业及面向岗位

适用专业范围包括中高职医学美容技术、美容美体艺术、化妆品经营与管理等相关专业,也适用于美容机构的员工培训,主要是服务于各类美容机构包括美容服务、经营管理以及培训等不同领域的岗位的从业人员。

三、课程性质

美容消毒与卫生管理的质量直接关系到广大消费者的安全与健康。因此,本课程在美容相关专业中具有重要地位,是专业必修课程,同时也是美容从业人员必备的基础。该课程的目标在于强化美容专业学习人员及行业从业人员对卫生管理法律法规的认知,培养良好的卫生习惯,掌握从事美容相关工作所需的卫生消毒知识和技能。通过本课程的学习,学生将具备必要的卫生安全意识和专业素养,能够理解并严格执行卫生管理相关法规及卫生标准,以确保在进行个人卫生、环境卫生和设备消毒等操作时的合规性。有助于提供符合卫生标准、高质量的美容服务,为从事美容职业奠定坚实的专业基础。

四、课程设计

1. 设计思路

本课程紧扣卫生措施的合法合规性,贯彻"立德树人根本任务"指导思想,将思政教育与课程内容有机融合,强调理论与实践的密切联系。在课程设计上,深度挖掘内含的思政元素,结合学生的认知水平和美容卫生管理实际需求,将法规如《公共场所卫生管理条例》《美容卫生管理规范》与职业道德素养、卫生知识和消毒技能相融合。全程贯穿法规遵守、责任感、公共安全维护和职业道德教育,着重强化传染病预防知识和卫生措施的实际运用。通过多样化的教学形式,如情景创设、活动设计和实施、典型案例分析,增加理论知识的趣味性,使思政元素自然融入卫生知识和实际操作中,确保课程内容与实际需求高度契合。重视德技兼修,强调基于工作的学习,以培养更全面的美容从业人员。

2. 内容组织

课程内容的组织基于知识必要性和能力的核心要素,着重强调实际应用、适用性、实践性、合规性,兼顾学历教育和企业培训的需求,以满足学习者的个性化需求,将美容领域消毒卫生工作的典型工作任务提炼出来,并将完成这些任务所需的基本能力转化为学习的核心内容,使学以致用成为课程的关键目标。课程内容分为多个学习单元和包括若干个学习活动或学习任务在内的模块,涵盖了微生物与自然、微生物与人类健康以及传染病等基础知识,学习任务包括手部消毒、房间清洁与消毒、美容用品清洁和消毒等基本操作技能,每个学习单元、学习活动和任务的安排都考虑到学生的认知规律,以渐进式学习方式呈现。此外,相关法律法规知识也被有机地融入相应的任务中,确保学生能够在实际工作中合法合规地操作。

五、课程教学目标

(一) 知识目标

1. 掌握病原微生物的分类、特点和传播途径等病原微生物的基本知识,特别是与美容领域相关的疾病传播途径。

2. 认识美容卫生管理与感染控制的重要性,包括相关卫生法规和标准。

3. 熟知各种消毒方法、产品和技术,以及它们的应用范围和效果。

4. 熟悉不同类型美容设备、工具的清洁和消毒要求,了解感染风险来源。

5. 熟知美容设施设备和操作中的卫生措施,包括个人清洁、仪器设备和环境清洁与消毒等。

(二) 能力目标

1. 制定和实施有效的卫生管理计划,确保卫生管理工作的合法性与合规性。

2. 根据消毒剂的性质、适用范围,正确选择消毒剂并按消毒剂的使用方法进行消毒,确保杀菌效果和人员、环境以及设施的安全。

3. 按卫生管理相关法规及规范要求,正确选择适合实际工作场景及需求的消毒方法,确保消毒操作有效、符合法规标准。

4. 具备常见传染病预防及潜在传播风险防控的能力,能迅速识别并处理感染风险,并采取必要的控制措施,降低顾客和员工的感染风险。

5. 能对顾客进行消毒卫生知识宣教,促进其卫生意识的提高,有效降低感染传播的风险。

6. 具备危机处理能力,能迅速应对潜在的感染暴发或紧急状况,有效降低感染传播的风险。

7. 具备团队协作能力和卫生政策法规的执行力。

(三) 素质目标

1. 具有职业道德和法规意识,严格遵守法规与职业准则。

2. 具有安全责任意识,确保清洁和消毒操作的合法性与合规性。

3. 以认真负责的态度落实卫生措施,全面维护顾客的权益和安全。

4. 持续学习,不断提升职业素养,及时跟进卫生管理领域的最新标准。

5. 具备创新意识和信息素养,能灵活应对传染病和感染控制的挑战。

六、参考学时与学分

课程参考学时:高职 36 学时,中职 54 学时;参考学分:高职 2 学分,中职 3 学分。

七、课程结构及要求

序号	学习单元	学习任务	职业能力要求 (知识、素质、技能)	主要教学方法	(高职/中职) 学时
1	微生物与人类健康	认识微生物与自然	1. 了解微生物的种类、分布及其特点,包括形态、结构和生命周期等方面的基本知识; 2. 了解微生物在土壤、水和空气中的分布及来源,以及它们在自然环境中的生存状况; 3. 了解微生物对环境的双重作用,既包括有益的生态功能,也包括对环境可能造成的潜在危害; 4. 熟悉日常生活和工作环境中常见的微生物,能够识别和概述它们的基本特征; 5. 能够运用客观证据分析微生物与环境的关系,认识其在自然界中的重要性和影响	启发式教学法、游戏活动教学法、头脑风暴教学法、讨论式教学法	2/4
		认识微生物与人类健康	1. 掌握正常人体各部位微生物的种类及生理作用,包括不同生理环境中微生物的丰富程度和种类; 2. 认识微生物对维持人体健康的重要作用; 3. 概述微生物对人类健康的影响,包括有益微生物对身体功能的促进作用,以及潜在的疾病引发微生物可能带来的不良影响; 4. 科学分析影响微生物平衡的因素,包括饮食、环境和生活方式等,形成对维护微生物平衡的实际建议	启发式教学法、游戏活动教学法、头脑风暴教学法、讨论式教学法	2/4

序号	学习单元	学习任务	职业能力要求 （知识、素质、技能）	主要教学方法	（高职/中职） 学时
		了解病原微生物	1. 了解病原微生物的定义、种类及特点，包括它们在引发疾病过程中的基本特征； 2. 了解病原微生物进入人体的途径以及对人体的影响； 3. 掌握清洁、消毒、灭菌等卫生措施对病原微生物的影响，包括卫生方法如何有效地预防和控制病原微生物的传播； 4. 了解条件致病菌的概念、致病条件及在人体的分布、掌握条件致病菌对人体健康的影响； 5. 识别病原体（生物学特征、致病性），为有效防控提供基础	问题教学法、情景教学法、角色扮演、头脑风暴教学法、讨论式教学法	4/6
		预防病原微生物感染	1. 了解病原微生物感染的途径，包括它们如何进入人体并引发感染； 2. 掌握预防病原微生物感染的措施，包括清洁、消毒、个人卫生等实用方法； 3. 熟悉常见病原微生物与疾病的关系，认识它们可能引发的各类健康问题； 4. 分析病原微生物与人体健康的关系，深入了解感染对人体的影响及预防的重要性； 5. 将所学知识应用于美容工作中，通过有效的卫生措施，降低潜在感染病原体的风险，确保服务的安全性	问题教学法、情景教学法、角色扮演、头脑风暴教学法、讨论式教学法	2/4
2	消毒方法及应用	物理消毒方法及应用	1. 理解消毒灭菌的相关概念，清洁、消毒、灭菌的标准以及在卫生管理中的要求； 2. 掌握常用物理消毒技术原理及应用范围，合理选择消毒方法，规范操作紫外线、高温消毒等物理消毒设备，确保有效杀灭病原微生物； 3. 掌握消毒方法选择的原则与要求，能够根据不同的卫生标准合理选择物理消毒方法，保障卫生操作的合规性；	案例教学法、情景教学法、任务驱动教学法、理实一体教学法	4/6

序号	学习单元	学习任务	职业能力要求 （知识、素质、技能）	主要教学方法	（高职/中职） 学时
			4. 正确分析影响消毒效果的因素，包括温度、湿度、时间等多方面因素，为实施高效物理消毒提供科学依据； 5. 概述不同物理消毒方法的优缺点及应用注意		
		化学消毒方法及应用	1. 了解常用消毒剂的种类、特点及适用范围； 2. 熟知常用消毒剂的使用方法，包括正确的配比、操作步骤等，同时注意事项，确保安全操作； 3. 根据消毒剂的消毒效果及适用对象，合理选择并正确使用消毒剂； 4. 具有安全意识和环保意识，严格遵循相关法规与职业准则，确保消毒剂使用的合规性、安全性、有效性； 5. 能够对美容用品进行消毒后的保洁工作，建立并实施清洁程序，维护设备和用品的卫生状况，确保工作环境的清洁与安全； 6. 概述各类消毒剂的特点及应用注意	案例教学法、情景教学法、任务驱动教学法、理实一体教学法	4/6
3	传染病认知	了解传染病	1. 了解传染病感染相关的概念（传染源、传播途径、易感人群、传染性、侵袭力等）； 2. 了解常见传染病病原微生物的种类（细菌、病毒、真菌等）、传播途径、症状表现等基本特征； 3. 熟悉常见传染病流行的基本环节及影响传染病流行的因素； 4. 掌握常见传染病传播途径及预防措施，涵盖呼吸道传染病、接触性皮肤传染病、血液传播传染病等，以建立有效的防护意识	案例教学法、启发式教学法、头脑风暴教学法、讨论式教学法	4/6

序号	学习单元	学习任务	职业能力要求 （知识、素质、技能）	主要教学方法	（高职/中职） 学时
		常见传染病预防	1. 了解美容工作中潜在的传染病感染风险以及工作环境可能存在的潜在健康威胁； 2. 严格遵守卫生管理制度，日常清洁、消毒工作符合卫生标准（如环境、空气、毛巾、拖鞋等公共用品），有效降低传染病感染和传播的风险，确保美容服务的卫生安全； 3. 掌握美容常见的皮肤传染病、呼吸道传染病及血液传染病的知识，包括病原微生物的种类、主要症状、传播途径，确保对潜在风险的充分了解，并能有效避免交叉感染； 4. 积极配合有关部门加强卫生管理，实施有效防控措施，降低常见传染病预防的风险，包括个人卫生、清洁与消毒、环境卫生等，降低传染病感染或传播的风险，确保安全的美容服务	案例教学法、任务驱动教学法、启发式教学法、问题教学法	4/6
4	美容卫生管理	建立卫生管理标准	1. 了解卫生管理相关法规及卫生管理制度，包括定期清洁、消毒等法规要求，确保对卫生管理制度的理解及落实； 2. 熟知美容从业人员个人卫生标准，包括手部清洁与消毒要求、建立健康档案、定期体检等健康管理规定，确保从业人员的卫生达标； 3. 熟知美容环境卫生、仪器设备、用品清洁方法及清洁步骤，确保美容工作环境的清洁和安全； 4. 了解美容用物用具清洁剂和消毒剂的选择、使用的安全管理，为合理使用清洁和消毒剂提供指导； 5. 熟悉美容常规消毒步骤及安全注意事项，建立规范的消毒操作流程，确保卫生管理的有效性和安全性	案例教学法、任务驱动法、理实一体教学法、问题教学法	4/6

续表

序号	学习单元	学习任务	职业能力要求 (知识、素质、技能)	主要教学方法	(高职/中职) 学时
		卫生管理实践	1. 熟悉美容卫生管理标准、措施,包括了解卫生管理的相关法规和标准,为实践操作提供指导; 2. 掌握卫生管理措施的实施原则,包括对清洁、消毒等操作的正确实施方法,确保卫生操作方法的有效性; 3. 严格落实卫生管理标准,特别是"一客一换一消毒"的原则,建立严谨的卫生管理流程; 4. 按卫生管理规范,选择正确的方法进行手部清洁与消毒、环境清洁与消毒(房间、地面)、布草、工具等公共用物用品的清洁与消毒,确保操作的有效性和安全性	案例教学法、任务驱动教学法、理实一体教学法、问题教学法、小组练习教学法	6/8

八、资源开发与利用

(一) 教材编写与使用

1. 教材编写以"贯彻落实立德树人根本任务为指导",充分挖掘本课程蕴含的思政元素,根据美容行业卫生管理合法合规要求,结合学生的认知水平,将法规要求与美容工作卫生标准有机融合,突出卫生知识在美容卫生管理工作的应用及卫生意识的培养,着重培训卫生管理实践能力。内容组织基于卫生管理工作的必要性和实用性,遵循学生认知规律进行归类整理,以新型活页式教材形式编写,教材配套的案例、图片和视频等选自真实工作情景,具有代表性。教材内容适用于职业院校及企业员工培训,方便学生在移动端自主学习、线上线下结合的教学模式。

2. 教材内容与课程思政元素自然融入,侧重安全防范意识、责任意识,尊重顾客,严谨求实。教材编写突出校企合作、双元育人的理念和要求,创新体例结合,以学习单元和学习任务等形式,理论与实践相结合,使教学内容与岗位工作过程有效对接,满足岗位实用型、技能型人才培养的需要。

(二) 数字化资源开发与利用

运用现代多媒体技术,将美容岗位工作中的消毒与卫生素材(图片和视频)及部分拓展知识以二维码扫描链接的形式呈现,实现学习者手机移动端的在线学习,帮助学生掌握美容岗位工作的消毒与卫生知识与技能,提升人才培养质量。

(三) 企业岗位培养资源的开发与利用

美容消毒卫生工作的典型案例、图片及视频,用于课程教学与任务实施,体现基于工作的学习,将企业岗位工作任务的实际要求与课程学习紧密结合,既能增加教学的趣味性,营造生动的学习氛围,提高教学效果,又能有效解决学习与运用脱节的问题,提升人才的岗位胜任能力。

九、教学建议

本课程教学手段主要采用案例教学法、情景教学法、现场教学、操作训练等形式,突出学生岗位能力和职业素质的培养。学习活动和实践操作与岗位工作过程紧密对接,教学评价从多个维度,注重过程性评价,终结性评价侧重综合实践能力,知识应用能力的评价。通过能力拓展进一步强化岗位能力、素质的提升。因此,整个教学设计紧紧围绕美容消毒与卫生相关知识和能力的培养。

十、课程实施条件

在课程教学中,双导师的专业能力是课程实施的必要条件。学校导师必须熟悉各个美容岗位典型工作任务、熟练掌握美容消毒与卫生要求,并具备丰富的美容消毒与卫生知识与教学能力;企业导师应具备熟练的美容岗位实践工作经验和消毒与卫生知识运用的实践能力。

十一、教学评价

建议采用过程性与终结性评价、理论知识评价与实践技能评价相结合的综合评价。过程性与终结性评价均涵盖理论知识评价与技能考核评价。过程性评价应结合学习态度、理论与实训成绩等,注重评价方式的多样性与客观性,着重考核学习者在完成学习任务过程中的学习态度、美容消毒与卫生知识与技能学习情况以及在学习过程中体现出来的团队协作精神、交流沟通与解决问题能力等综合素质的养成;终结性评价主要在于考核学习者美容消毒与卫生知识及技能的运用情况,强调学习者的能力提升。

(林　蕾　蔡成功)

主要参考文献

［1］李凡,徐志凯.医学微生物学(第9版).北京:人民卫生出版社,2022.

［2］李兰娟,任红.传染病学(第9版).北京:人民卫生出版社,2018.

［3］曲云霞.公共场所消毒.北京:化学工业出版社,2018.

［4］曲章义.卫生微生物学(第6版).北京:人民卫生出版社,2017.

［5］杨克敌.环境卫生学(第8版).北京:人民卫生出版社,2017.

［6］姚孝元,程义斌.公共场所卫生系列标准实施指南.北京:人民卫生出版社,2022.

［7］GB 9666－1996.理发店、美容店卫生标准.北京:中国标准出版社,2005.

［8］GB 37487－2019.公共场所卫生管理规范,北京:中国标准出版社,2019.

［9］GB 37489.5－2019.公共场所设计卫生管理规范 第5部分:美容美发场所.北京:中国标准出版社,2019.

［10］GB 50333－2013.医院洁净手术部建筑技术规范.北京:中国标准出版社,2013.

［11］GB/T1820.4－2013.公共场所卫生检验方法 第4部分:公共用品用具微生物.北京:中国标准出版社,2013.

［12］GB/T1820.4－2013.公共场所卫生检验方法 第5部分:集中空调通风系统.北京:中国标准出版社,2013.

美容卫生管理基本知识和具备卫生管理基本能力

美容卫生管理

1. 认识法规要求及卫生管理对维护顾客及个人健康的重要性。
2. 熟知美容从业人员健康管理的要求及个人卫生标准。
3. 熟知美容环境卫生标准、仪器设备和用品卫生标准。
4. 了解国家、地区对美容经营管理的卫生管理规范、推荐的清洁消毒方法和监测标准。

1. 能够根据相关法规要求制订清洁、消毒计划。
2. 个人健康管理符合卫生标准，遵守卫生制度。
3. 美容环境清洁，设备清洁，消毒方法正确、有效、安全。
4. 能够根据卫生管理原则与要求，实施提供安全的美容服务。

传染病认知

1. 了解传染病的特点，常见传染病的种类、症状及表现等特征。
2. 熟知美容感染风险以及可能对健康带来威胁的安全隐患。
3. 掌握常见传染病传播途径，有效预防传染病传播的卫生防控措施。
4. 了解预防皮肤传染病、呼吸道传染病、血液传染病等常见传染病的相关法规。

1. 严格执行卫生管理制度，能正确辨识卫生措施的合规性和有效性，及时消除安全隐患。
2. 能够将传染病防控知识应用于美容工作实践，有效降低传染感染的风险。
3. 具有良好的沟通表达能力，积极参与常见传染病卫生管理及预防宣教工作。

消毒方法及应用

1. 掌握常用物理消毒技术及适用范围、影响消毒效果的因素。
2. 掌握消毒方法选择的原则与要求，以及清洁消毒操作流程。
3. 熟知常用消毒剂的使用方法（正确的配比）。
4. 了解适用于美容范围卫生消毒的清洁剂和消毒剂的种类和特点。

1. 能够正确选择消毒方法，确保消毒效果及人员安全。
2. 能够根据卫生标准，正确维护美容用品、设备的清洁卫生。
3. 根据合规要求，正确使用消毒剂、美容用品、工具及仪器清洁符合卫生标准。
4. 能够判断卫生安全隐患及风险点。

微生物与人类健康

1. 了解微生物的分类、特点及其在自然界中的分布。
2. 认识微生物对环境的双重作用（有益，有害）。
3. 了解病原微生物感染的途径和传播的方式。
4. 理解清洁、消毒、灭菌在预防疾病传播中的作用并正确运用。

1. 客观分析微生物与人类健康的关系。
2. 描述正常人体微生物的种类、分布及功能。
3. 识别传染病潜在风险，能用有效的卫生措施预防传播。
4. 理解清洁、消毒、灭菌在预防疾病传播中的作用并正确运用。

了解美容卫生管理内容与要求

图附录-1 "美容消毒与卫生管理"课程主要内容与要求结构图

图书在版编目(CIP)数据

美容消毒与卫生管理/林蕾，蔡成功，张新主编.—上海：复旦大学出版社，2023.12
ISBN 978-7-309-17139-6

Ⅰ.①美… Ⅱ.①林… ②蔡… ③张… Ⅲ.①美容术-消毒-卫生管理 Ⅳ.①R625②R979.7

中国国家版本馆 CIP 数据核字(2023)第 248557 号

美容消毒与卫生管理
MEIRONG XIAODU YU WEISHENG GUANLI
林 蕾 蔡成功 张 新 主编
责任编辑/谢同君

复旦大学出版社有限公司出版发行
上海市国权路 579 号 邮编：200433
网址：fupnet@ fudanpress. com http://www.fudanpress.com
门市零售：86-21-65102580 团体订购：86-21-65104505
出版部电话：86-21-65642845
上海四维数字图文有限公司

开本 787 毫米×1092 毫米 1/16 印张 9 字数 197 千字
2023 年 12 月第 1 版第 1 次印刷

ISBN 978-7-309-17139-6/R · 2066
定价：46.00 元

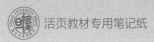

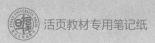

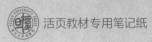

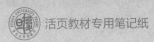

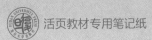

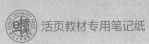